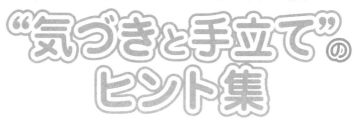

吃音 ? チック ? 読み書き障害 ? 不器用 ? の子どもたちへ

保育所・幼稚園・巡回相談で役立つ
"気づきと手立て"のヒント集

編集 ◆ 稲垣真澄

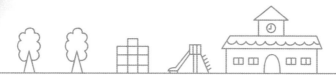

診断と治療社

はじめに

　発達障害は脳の機能の発達が関係する生まれつきの障害とされます．症状の現れ方は様々ですが，一般にコミュニケーションや対人関係をつくることが苦手な特性を示します．下の図は政府広報オンラインのHPに掲載されている，発達障害って，なんだろう？のページを一部改変したものです．そのなかで，自閉スペクトラム症（ASD）や注意欠如・多動症（ADHD）は社会性の困難さや多動・衝動性が目立つことで，幼児期からわかりやすい発達障害といえるでしょう．

　一方，吃音，チック，読み書き障害や不器用は法律*1で発達障害に含まれているものの，その特性に早期から気づいて支援する方法が明確になっていませんでした．これらはASDやADHDに比べると「わかりにくい発達障害」といえるかもしれません．難しい言葉では，「顕在化しにくい発達障害」と表記します．そこでわたしたちは4つの発達障害（吃

発達障害は「脳機能の発達が関係する障害」
現れ方は多様であり，それぞれの特性は下記となる

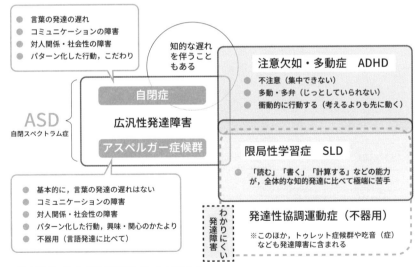

〔政府広報オンライン 特集 発達障害って，なんだろう？
http://www.gov-online.go.jp/featured/201104/contents/rikai.htmlを参考に一部改変（2020年6月6日アクセス）〕

音，チック，読み書き障害，不器用）を就学前に見出すこと，そして早期から子どもたちの支援につながる手立てを構築するための研究を開始しました．その詳細は，厚生労働省から出されている研究報告書[*2]をご覧ください．わたしたちは続けて，4つの発達障害に気づくチェックリストの活用マニュアル[*3]も作成しました．

本書「吃音？チック？読み書き障害？不器用？の子どもたちへ　保育所・幼稚園・巡回相談で役立つ"気づきと手立て"のヒント集」は，上記のチェックリスト（**CLASP**）の使い方と活用マニュアルについて平易に書き改めたものです．その名のとおり，子どもたちに幅広くかかわる方々にご活用いただける内容となっています．スクリーニングの手順や意味，注意点そして各症状をもつ子どもたちへの具体的なかかわり方が満載です．

ぜひとも手に取っていただいてジックリと読み込んでください．いろいろな症状で困っている子どもたち，そしてどのように対応してよいか悩んでいる周りのおとなたちのために多くのヒントが得られると考えています．わたしたちは本書が子どもたちにかかわるすべての皆様にとって有用となることを祈っています．

各項目は担当者が心を込めて執筆くださいましたが，その内容や表現に関する責務は編者であるわたしが負うべきものと考えています．忌憚のないご意見をお待ちしています．

最後に，本書の刊行にあたって多大な尽力をいただいた診断と治療社編集部の皆様に厚くお礼申し上げます．

2020 年 6 月
　　　　　「新しい日常」に慣れた子どもたちすべてに笑顔が戻ることを願いつつ
　　　　国立精神・神経医療研究センター精神保健研究所　知的・発達障害研究部
　　　　　　　現　鳥取県立鳥取療育園
　　　　　　　　　　　稲垣真澄

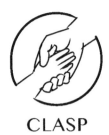

CLASP

CLASP（<u>C</u>heck <u>L</u>ist of obscure dis<u>A</u>bilitie<u>S</u> in <u>P</u>reschoolers）は就学前の子どもたちを周りの人たちが手を携えてしっかりとつなぎとめる（clasp），そして支援する，という意味を込めて名付けられたチェックリストです

*¹ 平成 28 年 5 月に改正された発達障害者支援法（同年 8 月施行）のなかで，乳幼児期から高齢期まで切れ目のない支援を教育・福祉・医療など様々な分野が連携してあたることと，明文化されている.

*² 厚生労働科学研究成果データベース（顕在化しにくい発達障害の特性を早期に抽出するアセスメントツールの開発および普及に関する研究　で検索）
https://mhlw-grants.niph.go.jp/niph/search/NIDD00.do?resrchNum=201717001A

*³ 発達障害情報・支援センター（吃音，チック症，読み書き障害，不器用の特性に気づく「チェックリスト」活用マニュアル　で検索）
http://www.rehab.go.jp/ddis/ 発達障害に関する資料 / 事例集・事業報告書 /?action=common_download_main&upload_id=4277

目次

園の先生方へ ―――――――――――――――――――――――1

編集・執筆者一覧

◉編集

稲垣真澄 国立精神・神経医療研究センター精神保健研究所 知的・発達障害
研究部
鳥取県立鳥取療育園

◉分担執筆者
［話し方］

原　由紀 北里大学医療衛生学部リハビリテーション学科 言語聴覚療法学
専攻

［くせ］

金生由紀子 東京大学大学院医学系研究科 こころの発達医学分野

［読み書き］

原　惠子 上智大学言語科学研究科 言語学専攻

北　洋輔 国立精神・神経医療研究センター精神保健研究所 知的・発達障害
研究部

Cognitive Brain Research Unit, Faculty of Medicine, University of
Helsinki

［運動］

斉藤まなぶ 弘前大学大学院医学研究科 神経精神医学講座
弘前大学大学院医学研究科 附属子どものこころの発達研究センター

◉執筆協力者

加賀佳美 国立精神・神経医療研究センター精神保健研究所 知的・発達障害
研究部
山梨大学医学部 小児科

略語一覧

略語	欧文	日本語
ADHD	attention-deficit hyperactivity disorder	注意欠如・多動症
ASD	autism spectrum disorder	自閉スペクトラム症
DD	developmental dyslexia	発達性読み書き障害
LD	learning disorder（医学） learning disabilities（教育）	学習障害
SLD	specific learning disorder	限局性学習症

吃音（どもり）について　　　　　　　　　　　［話し方］

▶吃音は，しゃべるときに，はじめの音を繰り返す連発（ぼ，ぼ，ぼぼくね）や，音を伸ばす伸発（ぼ———くね），なかなか音が出てこなくなる難発（……ぼくね）などの症状があらわれて，なめらかにお話ができない状態をさします．

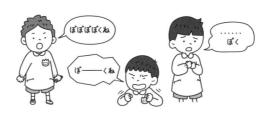

吃音の原因について

▶吃音の原因は特定されていません．保護者の育児方法や園の接し方が原因ではありません．ことばが急に伸びる2〜4歳頃に，10〜20人に1人くらいの割合で，起こります．子どもによっては，新学期や発表会の前になると調子が悪くなり，時間が経つと軽減してくるなど，吃音の症状には波があります．

▶多くの子どもは，成長とともによくなっていくといわれていますが，そのためには，よい環境が必要です．

▶生活の多くの時間を過ごす園での対応につき，ご協力ください．

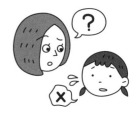

クラスに「吃音かな？」という子どもがいたら

1. ことばに関するからかいは，やめさせてください

▶子どもたちは，純粋に「不思議だな」と思い，「どうしてそんな話し

方なの？」と聞い
てくることがあり
ます．あるいは，
話し方の真似をす
る子どもがいるか
もしれません．

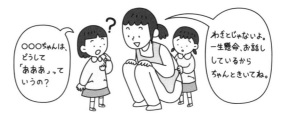

▶ 吃音のある子どもたちは，少しのからかいでも傷つき，吃音の悪化に
つながる場合があります．

2．話し方のアドバイスはしないでください

▶ 「ゆっくり」「深呼吸して」「落ち着いて」…などは効果がなく，か
えって混乱させてしまいます．

3．「どうして？」「どんな風に？」など，こたえるのが難しい質問はさけま しょう

▶ 難しい説明をしようとすると，吃音が出やすく
なります．

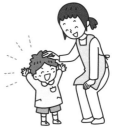

4．つかえても，話し終えるまで，さえぎらずに聞い てあげましょう

▶ 聞き終えたら「〜なのね」と話の内容を返して
あげてください．
最後まで聞いてもらった満足感と，伝わったと
いう安心感がもてお話しすることの楽しさを覚えます．

5．得意なことをほめられるなど，自信のもてる機会を多く作ってあげま しょう

▶ 自分を肯定的にとらえる姿勢は，幼児期につちかわれ，ことばの状態
もよくします．

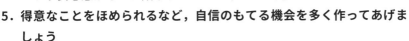

先生方の一言が子どもの成長につながります

チックについて [くせ]

▶ チックとは，急に起きて，すばやく繰り返される「動き」または「音声」のことです．たとえば，目のチックでは目をパチパチさせる，片目をキュッとつぶる，白目をむく，音声チックでは咳払い，鼻鳴らしなどがみられます．トゥレット症は多彩な運動チックと音声チック症状が変わりながら，1年以上にわたって複雑にみられるタイプです．

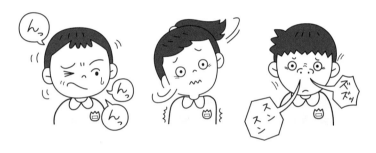

チックの原因について

▶ 原因は特定されていません．チックやトゥレット症は，脳機能の発達のかたよりでみられるもので，育て方や接し方，本人の性格のために起きるものではありません．

▶ 典型的にはまばたきなどの運動チックが4〜6歳で発症し，1〜2年後に音声チックが発症します．

▶ 幼児期には症状が一過性で，数か月でなくなることも多いです．症状には波があり，環境が大きく変わる春や運動会・おゆうぎ会の時期（秋）に強く表れる傾向があります．興奮しているとき，疲れているときにチックが目立つ一方，遊びに集中しているとほとんど気づかれないことも観察されます．

クラスに「チックかな？」という子どもがいたら

1. 本人や家族，友だちがチックをどう感じているか，把握しましょう

▶ 幼児期は，本人も周りの子どももチックを気にしないことが多いようです．一方，自らのチックについて違和感を覚えて不安になったり，自信がもてなくなったりする子どもも見受けられます．

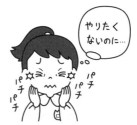

2. 「やめなさい」と指摘することは避けましょう

▶ 本人がやめようと思っても必ずしもやめられるとは限りません．周囲が指摘することでかえってチックを気にさせることになったり，自信を失わせたりすることがあります．興奮して症状が強いときは落ち着くまで待っていてあげることも必要です．

3. どのような場面で出やすいかを観察しましょう

▶ チックは心理的要因で起こるわけではありません．しかし心身のストレスがたまってくると悪化することがあります．何かに集中して取り組んでいたりするときには出にくいとされます．症状だけに着目しないで，気分の安定を図るような声かけを行いたいものです．

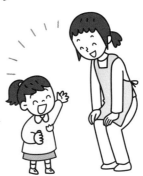

> 長所も含めて子ども全体を受けとめて，
> 自信がもてる前向きな生活を心がけましょう

読み書き障害について

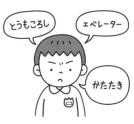

▶ 読み書き障害とは,限局性学習症の一つで,'読む''書く'の習得に著しい困難が生じるものです.ひらがな,カタカナ,漢字の文字や単語が正しく読めない,流暢に読めないなどが起こり,読解や学業への影響が心配されます.

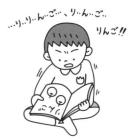

▶ 就学前に読み書きの素地が十分に整っていないと,就学後に困難さが表面化します.

▶ 就学前には,読み書きの力そのものに注目するのではなく,文字習得の素地が整っているかを見極めることが大切です.

読み書き障害の原因について

▶ 子どもは就学の頃までに,日本語を話す基本的な力を身につけます:日本語の音をほぼすべて聞き分ける力,発音できる力,基本的な語順や単語の知識,日常生活で言葉を使ってやりとりする力などです.

▶ 幼児期には,文字への関心が育ちます.また,ことば遊びなどを通じて単語の中の音への気づきが生まれます.これらが,読み書きの習得に大きく影響することがわかっています.

▶ 読み書き障害の原因には,読み書きにかかわる神経学的な発達に支障があると推定されています.

以下に示す読み書きが育つ素地の4点について,観察しましょう

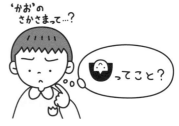

① 文字に興味や関心があるか
② ことば(単語)の一つ一つの音への気づきがあるか(単語を一つ一つの音に分解できるかなど)

③ことば（単語）をすぐに覚えられるか（音の形をすぐ覚えられるか）

④ことば（単語）の音を正確に覚えているか（言い誤りがないか）

クラスに「読み書きが苦手かな？」という子どもがいたら

1. 読み書きの土壌を豊かに育てるかかわりを心がけましょう

▶一つ一つの音への意識を高めることばあそび

・さかさまことば（〜を逆さまから言って）

・音抜きことば（〜から〇を抜いて言って）

・ことば探しゲーム（〇から始まるもの／△で終わることばを見つけよう）

・手遊び，カルタ，お名前ケンケン（一音一歩ずつ進む）

・絵カードすごろく（絵カードをめくり，一音一コマずつ進める）

▶ごく初歩的な文字・音対応

・文字さがし（1文字カードを並べて単語を作る）

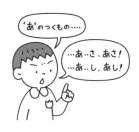

2. ことばを育て，文字への関心を高めましょう

▶子どもの興味に応じた1対1の読み聞かせ

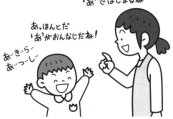

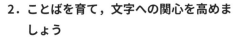

園では，楽しみながらできることがたくさんあります．色々探して，工夫しましょう！

発達性協調運動症について　　　　　　　　　[運動]

▶ 子どもや大人の誰もが日常生活で身体を
動かして活動しています．姿勢を保つこ
と，移動をなめらかに行うこと，指先を
上手に使うことが難しい状態を発達性協
調運動症といいます．

▶ 運動の苦手な子どもたちはうまくできな
いことを恥ずかしがったり，かっこ悪い
ことを気にしたりします．運動会やおゆ
うぎ会の前に体調を崩したりお休みした
りする子どもがいるかもしれません．

▶ 運動の苦手な子どもに劣等感を抱かせて
はいけません．運動の結果よりも，楽し
いと感じられる遊びや活動が子どもに
とって重要なのです．

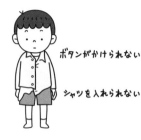

ボタンがかけられない

シャツを入れられない

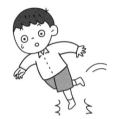

発達性協調運動症の原因について

▶ 発達性協調運動症は大脳や小脳の機能の発達に問題があることがわ
かっています．

▶ 運動能力は年長児の頃に大きく成長します．運動の苦手さは子どもの
こころや行動に問題を生じることがわかっており，家族や園の大人の
かかわりがとても重要です．

▶ 脳の発達を介して運動発達の促進をするとともに苦手な作業をある程
度克服するコツを習得すると，大人になったときの予後が改善できる
と考えられています．

クラスに「運動が苦手かな?」という 子どもがいたら

1. どんなに運動が苦手でも,体を動かすことが嫌いではありません

▶ "ここは失敗しても大丈夫な場所だ"とわかると,子どもたちは安心して運動にチャレンジします.ほかの子と比較してはいけません.

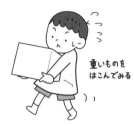

重いものを
はこんでみる

2. 経験不足を解消しましょう

▶ 広いスペースで思いきり体を動かすことに少しずつ慣れていきましょう.パニックになる子どももいるので,安全な場所を確保して行いましょう!

3. 体幹筋肉やバランスを整える,脱力とリラックスを学びましょう

▶ 重いものを運んだり,ガタガタしたところを歩いたりしましょう.筋肉や感覚のアンバランスから疲れやすく,リラックスができないことがあります.たくさん動いたことをほめてあげ,休養もたっぷりとりましょう.

4. 手先のトレーニングをトライしましょう

▶ 手先を器用に動かす運動が苦手な場合には指先を使った遊びをしてみましょう.指先の感覚を経験することで,力加減を学びます.おはし,ハサミ,クリップなど,日常で使用する道具を使って遊びましょう.

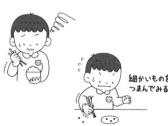

細かいものを
つまんでみる

5. 具体的な運動のやり方を指導しましょう

▶ 何を上手になりたいか,そもそも何からはじめたらいいか,どんな工夫があるかなど,具体的なやり方を子どもと一緒に考えながら練習しましょう.

> 子どもたちが運動を楽しめる雰囲気作りがとても重要です

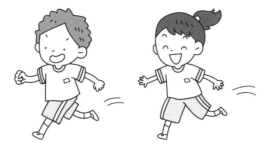

子ども　氏名：＿＿＿＿＿＿＿＿　性別：**男・女**　年齢：＿＿＿歳＿＿＿か月

①各項目のチェックをしましょう（目安：常に＝毎日・毎回　時々＝気づくことがある）
②上下の▼▲にあわせて，裏面に向かって折ります．裏面に説明が記載されています

やまおり　▼

		もっともあてはまる欄に☑チェックしてください	全くない	ごくまれにある	時々ある	しばしばある	常にある
話し方	1	初めの音やことばの一部を，何回か繰り返す（例：「ぼ・ぼ・ぼ・ぼくが」，「おか・おか・おかあさん」など）	☐	☐	☐	☐	☐
	2	初めの音をひきのばす（例：「ぼ——くがね」）	☐	☐	☐	☐	☐
	3	言いたいことがあるのに，最初のことばが出づらく，力を込めて話す（時に顔面をゆがめることもある）	☐	☐	☐	☐	☐
	4	1〜3の話し方の様子が，変動はみられるが，1年以上継続している	☐	←なし / 1年以上→			☐
くせ	5	1年前から現在までに，顔面や頭部の繰り返す動きのくせ（例：まばたき，顔をしかめるなど）	☐	☐	☐	☐	☐
	6	1年前から現在までに，首，肩または胴体の繰り返す動きのくせ（例：首を振る，肩をすくめるなど）	☐	☐	☐	☐	☐
	7	1年前から現在までに，腕，手，脚または足の繰り返す動きのくせ（例：繰り返し何かを触る，飛び跳ねるなど）	☐	☐	☐	☐	☐
	8	1年前から現在までに，音の繰り返しのくせ（例：コンコン咳をする，咳払いなど）	☐	☐	☐	☐	☐
	9	1年前から現在までに，声の繰り返しのくせ（例：ハミングのようにフンフン言う，甲高い声など）	☐	☐	☐	☐	☐
読み書き	10	文字を読むことに関心がない（例：絵本の絵をみるだけで，文字を読もうとしなかったり，何と書いてあるか尋ねない）	☐	☐	☐	☐	☐
	11	単語の発音を正確に言えないことがある（例：「いす⇒いしゅ」という幼稚な発音ではなく，「エレベーター⇒エベレーター」「クリスマス⇒クスリマス，クスリスマス」のように，音の順番の変化，音の数の増減など）	☐	☐	☐	☐	☐
	12	自分の名前や，ことばを言いながら，一音一歩ずつ移動する，あるいはコマを動かす遊びができない（例："お名前ケンケン"の遊びなど）	☐	☐	☐	☐	☐
	13	歌の歌詞を覚えることに苦労をする（歌詞を理解する / しないにかかわらず）	☐	☐	☐	☐	☐
	14	文字や文字らしきものを書きたがらない，書くことに関心がない	☐	☐	☐	☐	☐
運動	15	他の子と比べて，走り方がぎこちない，あるいは不自然である（例：膝がのびきっていたり，手足が連動せずにばらばらになるなど）	☐	☐	☐	☐	☐
	16	遊具やブロック遊びなど，身体を使う遊びで，うまく身体を動かしたり，スムーズに遊びを進めたりできない（例：ジャングルジムや縄跳び，鉄棒，平均台を使った遊びなど）	☐	☐	☐	☐	☐
	17	絵などを描くときに，何を描くかは思いついているのに，描く動作（手の動きなど）がスムーズでなく，時間がかかる（描くものを考えていたり，わからなくて時間がかかる場合は除く）	☐	☐	☐	☐	☐
	18	お絵かきや塗り絵のときに，何を描いたか大人に伝わらない（独創的なという意味ではなく，"ぐちゃぐちゃ"で伝わりづらい）	☐	☐	☐	☐	☐
	19	長い時間座るときに，疲れやすく，姿勢が崩れたり，椅子からずり落ちたりする（体幹が弱く，身体がぐにゃぐにゃとなるなど．ただし，集中が続かず，離席する場合などは除く）	☐	☐	☐	☐	☐

記入日：＿＿＿＿＿＿年＿＿＿月＿＿＿日　記入者：

▲

平成28-29年度厚生労働科学研究費補助金「顕在化しにくい発達障害の特性を早期に抽出するアセスメントツールの開発および普及に関する研究」
（稲垣真澄・北洋輔・金生由紀子・原由紀・斉藤まなぶ・原惠子）

評価の判断　と　園でのかかわり方

基準以上のチェック数がついた項目について，子どもには以下の困り感があるかもしれません．園でのかかわり方を工夫しましょう．

本評価は就学前（年長児）を想定したものです．また，明確な感覚器障害（視聴覚障害等）や神経疾患，身体障害が判明している児の評価には適しません．リスクの可能性を評価するもので，障害の診断を確定するものではありません．

□　**2** コ以上　かつ　1年継続　**はい**　→　**吃音症** の可能性があります

● 自然に治る子も多いようです（症状がみられはじめてから2, 3年以内に）

○ 一方，言いたいことがうまく伝えられず，話すことに戸惑いやいらだちを感じているかもしれません．話し方への指摘，訂正，言葉の先取りは避け，安心して話せる雰囲気を作り，話すことの楽しさと，伝わった自信をもたせましょう．症状が続くようなら専門機関に相談しましょう．

□　**1** コ以上　かつ　1年継続　**はい**　→　**チック症** の可能性があります

● まばたきや咳払いが代表的ですが，様々な動きや声があります

● 持続が短期間であったり生活を妨げない場合には，経過を見守りましょう

○ わざと身体を動かしたり声を出したりしていると誤解しないでください．「やめなさい」などの指摘は避けましょう．「くせ」が出やすい場面や状況を記録し，症状が続いたり生活に大きな影響がでる場合には，専門家に相談しましょう．

□　**1** コ以上　かつ　知的な遅れ　**なし**　→　**限局性学習症（SLD）** の可能性があります

● 小学校入学後に，文字の読み書きの苦手さが出るかもしれません

○ 文字を覚えにくかったり，一文字ずつの読み方になるかもしれません．しりとり，逆さまことば，アのつく言葉集めなどの言葉遊びを取り入れて，カルタ，ゲーム，絵本などで文字への興味を高めましょう．

□　**1** コ以上　かつ　知的な遅れ　**なし**　→　**発達性協調運動症** の可能性があります

● 目と手，手と足，など2つ以上の動きを組み合わせた運動が苦手です

○ 手先の不器用さや体を上手に動かすことに苦手さを感じて運動への意欲や自信を失くしているかもしれません．普段から手足や体全体を使って楽しく遊ぶ機会を増やしましょう．作業は丁寧に教えて，本人なりの上達や頑張りをほめてあげましょう．

本邦在住の3542名から算出した特異度・感度に基づく

平成28-29年度厚生労働科学研究費補助金「顕在化しにくい発達障害の特性を早期に抽出するアセスメントツールの開発および普及に関する研究」
（稲垣真澄・北洋輔・金生由紀子・原由紀・斉藤まなぶ・原惠子）　　（なお，上記の医学用語は，DSM-5に則って使用しています）

園の先生方へ

CLASP について

 全体的な説明

　生活や行動面に何らかの苦手さを示す子どもたち（気になる子ども）には，早期からの支援が大切です．近年，注意欠如・多動症（ADHD）や自閉スペクトラム症（ASD）については研究や理解が進んでおり，支援の体制も整備されてきました．"はじめに"にある図（p.ii）をご覧ください．

　一方，幼稚園や保育所の段階で目立ちにくい苦手さを示す子どもたちについても，早期の発見や支援が重要であることがわかってきました．

　以下にご紹介する CLASP（<u>C</u>heck <u>L</u>ist of obscure dis<u>A</u>bilitie<u>S</u> in <u>P</u>reschoolers，クラスプ）は，目立ちにくい四つの状態〔吃音，チック，限局性学習症（SLD），発達性協調運動症〕の可能性について，子どもにかかわる人たちが気づくためのチェックリストです．専門用語を使わずわかりやすくお伝えするために，可能性のある症状をそれぞれ〔話し方，くせ，読み書き，運動〕といいかえています．

　子どもたちが日頃示す行動を観察することによって簡便に付けられる項目リストともいえるでしょう．ただし，この CLASP は上記の発達障害の診断を確定するものではありません．就学前から就学後にかけての支援につなげる目的で活用いただきたいと考えます．様々な手立てや支援のヒントを日々の活動にお役立てください．

概要と特徴

対象年齢	5～6歳　年長児
所要時間	1人あたり5分程度
項目数	19
付けるひと	保育所，幼稚園の先生方，巡回相談に携わる方
気づくことができる状態	吃音，チック，SLD，発達性協調運動症

 ## 付け方と結果の見方

記入法	各項目の様子が，保育所／幼稚園で，普段どれくらいみられるかをチェックしてください （目安：常に＝毎日・毎回，時々＝月に1～2回気づくことがある，p.4参照）
付けるタイミング	手早くチェックしたいとき．就学前に確認したいとき．保護者からの相談を受けたとき
見方	それぞれの項目で「常にある」や「しばしばある」が1～2項目以上付けられたときは，かかわり方の工夫が必要です

 ## チェックの数と可能性のある状態について

項目	チェック数	可能性	診断一致率
「話し方」	3項目中2個以上	吃音	診断一致率が97％
「くせ」	5項目中1個以上	チック症	診断一致率が90％
「読み書き」	5項目中1個以上	SLD	診断一致率が88％
「運動」	5項目中1個以上	発達性協調運動症	診断一致率が85％

（平成28-29年度厚生労働科学研究「顕在化しにくい発達障害の特性を早期に抽出するアセスメントツールの開発および普及に関する研究」に基づく成果）

園でのかかわり方

　用紙裏面の左側にあるたにおり部分の破線にそって折りたたみます（p.xx）．子どもの症状を確認しましょう．折ってみえたチェックの項目数を記入します．裏面に示されている内容を参考にして，一人ひとりの支援につなげることが重要です．

　どのようなときにチェックを付けるかについては，以下を参考にしてください．

年に1，2回気になることがあるときには「ごくまれにある」にチェックを付ける

月に1，2回気づくことがある程度のときには「時々ある」にチェックを付ける

毎日・毎回気になるときには「常にある」にチェックを付ける

週に3，4日症状に気づくことがあるときには「しばしばある」にチェックを付ける

		子どもの様子に関する観察シート					

子ども　氏名：＿＿＿＿＿＿＿＿　性別：男・女　年齢：＿＿歳＿＿か月
①各項目のチェックをしましょう（目安：常に＝毎日・毎回　時々＝気づくことがある）
②上下の▼▲にあわせて，裏面に向かって折ります．裏面に説明が記載されています

		もっともあてはまる欄に☑チェックしてください	全くない	ごくまれにある	時々ある	しばしばある	常にある
話し方	1	初めの音やことばの一部を，何回か繰り返す （例：「ぼ・ぼ・ぼ・ぼくが」，「おか・おか・おかあさん」など）	☐	☐	☐	☐	☐
	2	初めの音をひきのばす（例：「ぼ──くがね」）	☐	☐	☐	☐	☐
	3	言いたいことがあるのに，最初のことばが出づらく，力を込めて話す （時に顔面をゆがめることもある）	☐	☐	☐	☐	☐
	4	1〜3の話し方の様子が，変動はみられるが，1年以上継続している	☐	←なし / 1年以上→			
くせ	5	1年前から現在までに，顔面や頭部の繰り返す動きのくせ （例：まばたき，顔をしかめるなど）	☐	☐	☐	☐	☐
	6	1年前から現在までに，首，肩または胴体の繰り返す動きのくせ （例：首を振る，肩をすくめるなど）	☐	☐	☐	☐	☐
	7	1年前から現在までに，腕，手，脚または足の繰り返す動きのくせ （例：繰り返し何かを触る，飛び跳ねるなど）	☐	☐	☐	☐	☐
	8	1年前から現在までに，音の繰り返しのくせ （例：コンコン咳をする，咳払いなど）	☐	☐	☐	☐	☐

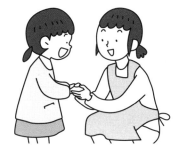

1-1 話し方の 4 項目

CLASP – 話し方

- ☑ 1 初めの音やことばの一部を，何回か繰り返す
  （例：「ぼ・ぼ・ぼ・ぼくが」，「おか・おか・おかあさん」など）
- ☑ 2 初めの音をひきのばす
  （例：「ぼ ―― くがね」）
- ☑ 3 言いたいことがあるのに，最初のことばが出づらく，力を込めて話す
  （時に顔面をゆがめることもある）
- ☑ 4 1 ～ 3 の話し方の様子が，変動はみられるが，1 年以上継続している

 説明と付け方

　CLASP では吃音の可能性のある症状を「話し方」と表現しています.

　吃音は，話す状況やお話の内容，時期，相手により出やすくなったり，全く出なかったりします. たとえば，先生に話す場面，友だちと話す場面，家族と話す場面，係の声かけ，お誕生日会など皆の前で話す場面など，なるべく毎日の生活の様々な場面でのお話の様子を観察し，思い浮かべていただき，チェックを付けてください.

　1 ～ 3 は，吃音の中核症状といわれる，「繰り返し（連発：れんぱつ）」と「ひきのばし（伸発：しんぱつ）」「阻止（ブロック・難発（なんぱつ））」を示す内容です. 1 ～ 3 の 3 項目が，変動があっても 1 年以上継続しているかどうかを 4 でチェックします.

　1 初めの音やことばの一部を，何回か繰り返す

　　1 は，**比較的観察しやすい項目**であり，この時期の子どもに，最も

みられやすい項目です．これに対して，「ことば全体を繰り返す（例：「おかあさん，おかあさん，おかあさんがね」）」や，「1回だけの繰り返し（例：「おおかあさんが」）」は，吃音ではない子どもにも，よくみられる非流暢（ひりゅうちょう）な話し方です．このような場合はチェックを付けないでください．

2 初めの音をひきのばす

2 は，**吃音以外の子どもにはあまりみられない項目**です．音をのばす方言や友だちの名前などを特別にのばす場合などは除外してください．

3 言いたいことがあるのに，最初のことばが出づらく，力を込めて話す（時に顔面をゆがめることもある）

3 は，阻止（ブロックまたは難発）といわれる話し方を指します．言語発達がゆっくりで，なかなか適切な単語を思い起こせない場合や，ゆっくり考えながら話している場合は，吃音の中核症状ではありませんので，チェックを付けないでください．**言いたいことばはわかっているのに，最初の音声が出てこなくて，「力を込めて話す」**が吃音の症状の判断には重要となります．時に顔面をゆがめるほど，力が入ることを指します．これ以外に，身体を揺すりながら話すとか，口を大きく開けたまま止まってしまうとか，息を荒げて話す場合もあります．そのようなときはこの項目 3 にチェックを付けてください．この項目は，吃音でない子どもを取り込んでしまうリスクもありますが，本当にこのような吃音症状がある場合には，吃音が進展し，話しづらい状態になっていると考えられ，支援が必要となります．

4 ①〜③の話し方の様子が，変動はみられるが，1年以上継続している

　幼児期の吃音は，全く症状がみられない状態から，とてもひどい状態まで**変動を繰り返します**．数日で変わる場合もありますし，数か月で変わる場合もあります．①〜③の話し方をするようになってから，**1年以上経過しているかどうかをチェック**してください．吃音の症状と合わせ，積極的な介入を開始したほうがよいかどうかの目安になります．

園でのかかわり方

　吃音は，時間のないなかで話そうとしたり，長く複雑な文を話そうとしたり，目の前にない「話題」を説明しようとしたりすると，出やすくなります．また，言語発達と大きく関係があります．

　また，年中の後半頃から，子ども同士がお互いの"違い"に気づき，指摘をするようになります．周りの子どもは無邪気に「どうしてそんな話し方なの？」と聞いてきたりします．したがって，**この時期の園の先生方の対応は非常に重要となります**．以下の点にご注意いただけると，子どもの吃音を減らし流暢な話し方を促進する助けとなります．ご協力をお願いいたします．［話し方］のイラスト説明(p.x-xi)も参照ください．

〈基本的な対応〉

- **話し方のアドバイスはしないでください**．「ゆっくり言ってごらん」「深呼吸して」「落ち着いて」などは，かえって混乱させてしまいます．
- つっかえながらも，一生懸命話そうとしているときは，さえぎらずに，**ゆったりと最後まで聞いてあげて**ください．最後に「〜だったね」と，話の内容を繰り返したり，まとめて返してあげてください．子どもたちは伝わったうれしさと，お話することの楽しさを感じることができます．
- 吃音がたくさん出ているときは，「どうして？」「どんなふうに？」などの**難しい質問や難しい説明を求めることはさけましょう**．吃音が出やす

くなります.

◉友だちからの指摘や**真似，からかいは，やめさせて**ください．「わざと
じゃないよ．そうなることもあるね．一生懸命お話しているから，ちゃ
んと聞こうね」などを伝えます．先生の対応が子どもたちの好ましい対
応モデルになります.

◉**自信のもてる機会**（得意なことをほめられる体験など）**を多く作って**くだ
さい．話し方だけにとらわれるのではなく，自己肯定感を育むことがで
きます.

　吃音の症状が軽減しない，苦しそうに話をしている，本人が「話せな
い」などの訴えをした場合は，**言語聴覚士などの専門家**にご相談くださ
い.

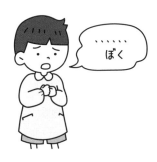

CLASP 1-2 くせの 5 項目

CLASP－くせ

☑ 5 　1 年前から現在までに，顔面や頭部の繰り返す動きのくせ
　　　　（例：まばたき，顔をしかめるなど）

☑ 6 　1 年前から現在までに，首，肩または胴体の繰り返す動きのくせ
　　　　（例：首を振る，肩をすくめるなど）

☑ 7 　1 年前から現在までに，腕，手，脚または足の繰り返す動きのくせ
　　　　（例：繰り返し何かを触る，飛び跳ねるなど）

☑ 8 　1 年前から現在までに，音の繰り返しのくせ
　　　　（例：コンコン咳をする，咳払いなど）

☑ 9 　1 年前から現在までに，声の繰り返しのくせ
　　　　（例：ハミングのようにフンフン言う，甲高い声など）

① 説明と付け方

　CLASP ではチックの可能性のある症状を「くせ」と表現しています．
5～9の 5 項目で過去 1 年間にチックがあったかどうかをチェックする
内容になっています．

　5 項目中，5～7は**運動チック**についての項目になります．5と6は
典型的なチック（すばやく動きを繰り返すものであり，**単純運動チック**と
よばれます）であり，特に5は最も一般的な顔面や頭部のチックの項目で
す．7はそれらよりはややゆっくりした動きで，わざと行っているよう
にみえるチック（**複雑運動チック**とよばれます）の項目です．しかし，チッ
ク以外の動き〔いわゆる"習癖（しゅうへき）"や落ち着きのなさの表れな
ど〕もチックであるとみなされてしまうかもしれません．したがって，
5と6は目立たなくて，7だけが「しばしばある」「常にある」場合に

は，本当のチックではない可能性が高いと考えてよいでしょう．

　$\boxed{8}$ と $\boxed{9}$ は**音声チック**についての項目です．どちらも典型的な音声チック（急に音声を発するものであり，単純音声チックとよばれます）について尋ねています．

 ## 園でのかかわり方

　幼児期には，大人が気にするほど本人も周りの子どももチックを気にしないで生活していることが多いようです．一方，チックについて違和感を覚えて不安になったり，自信がもてなくなったりする子どもも見受けられます．**本人や周り（家族，友だち）がチックについてどう感じているかを把握**し，それらも参考にして対応したほうがよいでしょう．

　本人がチックをやめようと思っても必ずしもやめられるとは限りません．「やめなさい」という指摘が，かえってチックを気にさせることになったり，自信を失わせたりすることがあるので，そのような対応は避けるほうがよいと思います．いずれにしても，**チックにとらわれずに，本人らしく日々の活動ができるように支援する**ことを心がけたいものです．

　チックは心理的要因で起こるわけではありません．しかし，心身のストレスがたまってくると悪化することがあります．一般には，**気持ちが安定していたり，何かに集中して取り組んでいたりするときには出にくくなり，楽しくて興奮している場合も含めて気持ちが落ちつかないときに出やすくなる**とされます．**実際にどのような場面で出やすいかを観察して，対応の参考にした**ほうがよいでしょう．［くせ］のイラスト説明（p.xii-xiii）も参照ください．

〈基本的な対応〉

- ●本人がどう感じているか把握しましょう．
- ●「やめなさい」の指摘は避けましょう．
- ●出やすい場面をみつけましょう．

読み書きの 5 項目

CLASP－読み書き

☑ 10 文字を読むことに関心がない
（例：絵本の絵をみるだけで，文字を読もうとしなかったり，何と書いてあるか尋ねない）

☑ 11 単語の発音を正確に言えないことがある
（例：「いす⇒いしゅ」という幼稚な発音ではなく，「エレベーター⇒エベレーター」「クリスマス⇒クスリマス，クスリスマス」のように，音の順番の変化，音の数の増減など）

☑ 12 自分の名前や，ことばを言いながら，一音一歩ずつ移動する，あるいはコマを動かす遊びができない
（例："お名前ケンケン"の遊びなど）

☑ 13 歌の歌詞を覚えることに苦労する
（歌詞を理解する / しないにかかわらず）

☑ 14 文字や文字らしきものを書きたがらない，書くことに関心がない

 説明と付け方

　CLASP の読み書きに関する 5 項目は，子どもたちの**文字や音遊びに対する興味や学習の基盤**になる力について**尋ねる**ものです．就学前のこうした興味や力は，就学後の読みや書きの習得に大きく影響することがわかっています．この 5 項目は，読み書きの力そのものを評価するものではありません．就学前の文字の学習は義務づけられていませんので，就学前の子どもの読み書きの力の評価は，慎重に考える必要があります．

10 | 文字を読むことに関心がない

14 | 文字や文字らしきものを書きたがらない，書くことに関心がない

　10と14は，**文字に対する興味**を尋ねています．10は読むことに対する興味，14は書くことに対する興味についての質問です．絵本を人に読んでもらうことは好きなのに，**自分では絵本を読もうとしない**，読みたがらない場合が該当します．またお絵かきのときに**自分の名前や物の名称を書きたがらない**，文字や文字らしきものを書いて交換するお手紙ごっこに興味を示さないなどの姿が該当します．

11 | 単語の発音を正確に言えないことがある

　11はことば（語）の言い誤りについて尋ねるものです．単語の**音の順序が入れ替わる**誤り〔例：エレベーター（エベレーター），トウモロコシ（トウモコロシ）など〕や，**音の数が増える／減る**誤り〔クリスマス（クリスクマス），肩たたき（かたたき）など〕です．こうした言い誤りは，2〜3歳児で多くみられますが，年長児になっても，頻回にみられる場合には注意が必要です．なお，「いしゅ，いちゅ（椅子）」「ちゃかな，たかな，しゃかな（魚）」などの幼稚な発音はチェック対象ではありませんので，ご注意ください．

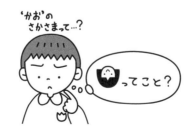

12 自分の名前や，ことばを言いながら，一音一歩ずつ移動する，あるいはコマを動かす遊びができない

　12は，**音遊び**に関するものです．音遊びとは，一音ずつ手を叩くような手遊びなどのことです（「ど，の，お，せ，ん，べぃ，が，や，け，た，か，な」など）．単語を一音ずつ区切れず，一語で一歩進む／一叩きするなどの場合がチェックすべき姿に該当します．こうした姿がみられると，将来，文字学習（一文字と一音の対応）につまずきが生じる可能性があります．

13 歌の歌詞を覚えることに苦労する（歌詞を理解する／しないにかかわらず）

　13は，**ことばの音を記憶**する力を尋ねています．歌のメロディは覚えられるのに歌詞は覚えられない，友だちの名前が覚えにくい，ジェスチャーを多く使って，**ことばで表現することが少ない**などの姿がみられる場合，その背景に，ことばの音を正確に覚えられない・思い浮かべにくいことが推測されます．頭のなかの音が不正確であったり，不安定であると一音ずつを明確に把握できず（12を参照），文字と音との結びつきの学習に影響することがあります．

　このような5項目に関する要注意と思われる姿が，週に何日もみられる場合には，「しばしばある」や「常にある」にチェックを付けてください．チェックされた項目が多いほど，文字の学習の素地が弱いことが推測され，就学後の読み書きの苦手さにつながる可能性が高くなると考えられ

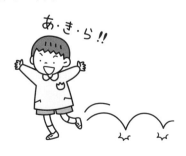

ます.

　注意していただきたいのは，**全体の発達がゆっくりな子ども**です．知的な問題があると，「しばしばある」や「常にある」が多くなります．知的な問題がある子どもについては，知的な問題がない場合とは異なる配慮が必要になることがあります．生活のなかでの指示理解や会話の様子，集団の生活での動きの様子(言語を理解して動くのではなく，周囲の動きをみて動いているなど)，遊びの内容などをよく観察してください.

 ## 園でのかかわり方

　就学前は読み書きを教えるのではなく，**読み書きの素地を豊かにする大切な時期です**．いくつかの項目でチェックされても，いきなり読み書きそのものを教えることは適切ではありません．素地が弱いまま教えても，読み書きの学習は進みません．文字への興味が乏しいのに，無理矢理教えると，かえって文字嫌いになり，文字学習への拒否感を強めかねません.

　園では，文字を教えるのではなく，文字学習の素地を整え，豊かにするかかわり・活動を心がけてください．**ことばの音(オン)への意識を高めるもの**がお勧めです．[読み書き]のイラスト説明(p.xiv-xv)も参照ください.

〈基本的な対応〉
　◉読み書きの素地を豊かにしましょう.
　◉文字への関心を育てましょう.

具体的な活動例

❶**ことばの一つ一つの音の意識を育てる遊び**
　　ことばの音を一つずつ区切って，音と動作(手や足)を対応させる活動は，単語全体の音のイメージを明確にし，個々の音を分ける力を養い，平仮名一文字と一音の対応の基盤となります.

▶ **階段じゃんけん**

階段や園庭に書かれたマスを，じゃんけんをしてチョキで勝つと，
「チョ，コ，レ，エ，ト」と一音一段／一マス進みます．チョコレート
とパイナップルについては，音への気づきの発達のレベルによって，異
なる区切り方がみられるかもしれません．どうするかを子どもたちに考
えさせて，クラスなりのルールを決めてもよいです．あるいは，問題が
起きないように，チョキはチョコ，パーはパパイヤなど，ほかのことば
にして遊ぶこともできます．

▶ **絵カードすごろく**

絵カードを裏にして中央に重ねて置き，順にカードをめくって，出てき
た絵の名前を言いながら（「ウ，サ，ギ」のように）一音ごとに一コマず
つ進めます．絵カードの選択によって，ことばの長さや区切り方の難易
度を調節することができます．

▶ **手拍子遊び**

先生「動物の名前言ってみて！」，子ども「いぬ！」，先生「皆で，イ，
ヌ」（と言いながら手を 2 回叩く），子どもたち「イ，ヌ」（と言いなが
ら手を 2 回叩く），先生「ほかの動物は？」……のように，カテゴリー
名をあげて，子どもたちにカテゴリー内のモノの名前をあげさせて，手
拍子をしながら言ってみせます．

❷ **ことばの音で遊ぶこと**

　　ことばが一音ずつ区切れたら，そのなかの音を使った遊びができま
す．

▶ **○のつくことば集め**

ことばの最初の音（語頭音）を意識させるゲームです．「'たぬき'の
'た'がつくもの探して〜！」と，子どもたちによびかけます．子ども
たちは，単語の最初の音（この場合は'た'）を思い浮かべながら，教室
のなかを見回したり，頭のなかで，知っていることばをあれこれ引き出
して，探します（「'いす'は'い'から始まるから違う．'くれよん'の
最初は'く'だから，これも違う．あっ，'たいこ'は'た'から始ま
る！ 'タンクローリー'もだ！……）．上手にできるようになったら，
音を与えずに，「'きつね'と同じので始まるもの探して〜！」と，少し
難しくすることができます．

▶ **しりとり**

単語の最初の音と最後の音がわかるようになると，しりとりができます．しりとりをするには，単語を一つ一つの音に分けること，最後の音を取り出せること，その音を最初において，新たな語を考えることが必要です．このように音を操作することによって，単語の音への意識がいっそう高まります．しりとりには，ことばの音を操作する力だけでなく，ことば(語)をたくさん知っていること(語彙力：ごいりょく)が必要です．豊かな語彙は，将来，読み書きの発達を支えます．

▶ **逆さまことば**

「'いか'を逆さまから言うと……'かい'だよね．では'さか'を逆さまから言うと？」など，ことばを逆唱する遊びです．通常，年長児は，二つの音のことばなら，楽しんですぐ答えることができます．苦手なお子さんは，指を折って考えることが多いと思います．指と音を対応させて考えることが，ことばの音への意識を育てます．

❸ 文字への気づき・関心を育てる

▶ **文字への気づきの促し**

生活のなかには，たくさん文字があります．友だちのもち物についている名前について，「たろう君の'た'とたかし君の'た'と同じね」などをやりとりすることが，文字に注意を向けさせるきっかけになるかもしれません．

▶ **かるた遊び**

多くの子どもたちは，教えなくても自然と文字を読み始めます．子どもたちが文字を知り始めたら，かるたを行うことができます．読み札をよく聞いて，最初の一音をとりだし，覚え始めた一文字と対応させて札をとります．札の数を競う遊びは，文字を知りたいという意欲を高めることでしょう．ことばの音の意識が未熟で，文字を知らなくても，絵が手がかりになるので，参加することができますし，楽しみながら，文字に親しむことができます．

▶ **1対1での絵本の読み聞かせ**

絵本の読み聞かせは子どもの発達にとって，たくさんよいことがあります．読み書きの発達からみて，読み聞かせをお勧めする理由は次の3点です．

①読み聞かせによって，文字への関心を高めることができるかもしれま

せん．集団での読み聞かせでは，注意がそれやすいお子さんでも，その子の興味にあった本を選び，個別に読み聞かせると，よく集中して聞くことができるものです．絵本のページを一緒にみながら，お話しを楽しく聞くうちに，「先生は一体何を読んでいるのだろう」「こういう形（字），こんな風につながったもの（単語）はさっきのページにもあった」などという気づきが生まれ，文字への興味につながるかもしれません．

②読み聞かせは，読み書きの土台であることばの発達にとって，よい栄養になります．絵本に記されていることば（書きことば）は，日常会話（話しことば）とは異なります．読み聞かせによって，多彩なことば（語彙）や，表現，お話の展開の仕方に触れることは，話す力，聞く力を含めたことばの発達全体にとって，とても大切な学びです．

③絵本を大人と共有した楽しい経験は，子どもの情緒発達によい影響があります．情緒の安定は，子どものあらゆる面での発達，学習の基盤です．

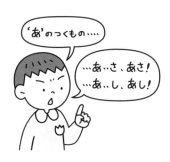

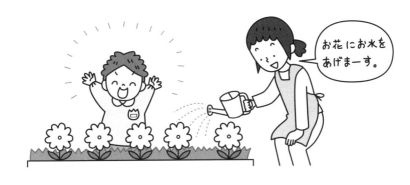

CLASP 1-4 運動の5項目

CLASP－運動

☑ 15 他の子と比べて，走り方がぎこちない，あるいは不自然である
（例：膝がのびきっていたり，手足が連動せずにばらばらになるなど）

☑ 16 遊具やブロック遊びなど，身体を使う遊びで，うまく身体を動かしたり，スムーズに遊びを進めたりできない
（例：ジャングルジムや縄跳び，鉄棒，平均台を使った遊びなど）

☑ 17 絵などを描くときに，何を描くかは思いついているのに，描く動作（手の動きなど）がスムーズでなく，時間がかかる
（描くものを考えていたり，わからなくて時間がかかる場合は除く）

☑ 18 お絵かきや塗り絵のときに，何を描いたか大人に伝わらない
（独創的なという意味ではなく，"ぐちゃぐちゃ"で伝わりづらい）

☑ 19 長い時間座るときに，疲れやすく，姿勢が崩れたり，椅子からずり落ちたりする
（体幹が弱く，身体がぐにゃぐにゃとなるなど．ただし，集中が続かず，離席する場合などは除く）

① 説明と付け方

CLASP では発達性協調運動症の可能性のある症状を「運動」と表現しています．CLASP のなかで行う運動のチェックは 15 〜 19 の 5 項目です．これらは 2,923 名の年長児の調査により，運動が苦手な子どもたちの特徴を抽出したもので，年長児の**協調運動能力（きょうちょううんどうのうりょく）**をバランスよく評価できる項目になっています．5 項目中，15 16 は体を大きく動かす運動（**粗大運動：そだいうんどう**），17 18 は手先を器用に動かす運動（**微細運動：びさいうんどう**），19 はたとえば目と手など，二つの器官や機能が連動する動作（**協応運動：きょうおううんど**

う）の項目です．粗大運動の項目のうち，15は走る能力，16は運動をなし
とげる能力をみています．微細運動の項目では，17は作業を速やかに終
える能力，18は作業を正確に行える能力をみています．協応運動の項目
である19は姿勢を保持する能力をみています．

　これらの運動について普段の園での活動の様子を観察して，評価してみ
ましょう．この項目の一つ以上に「しばしばある（時々より多い）」または
「常にある（毎日ある）」のチェックがつく子どもは，明らかに運動が苦手
であり，そのうえ，知的な遅れが目立たない場合は，発達性協調運動症の
可能性があります．

② 園でのかかわり方

　運動能力は小脳の発達が加速する年長児の頃に大きく成長するため，園
内の活動でも体を使う遊びや競技が増えてきます．運動は肥満の防止にも
なりますから，先生方としては活動を増やしたい時期だと思います．そん
ななか，運動の苦手な子どもたちが，うまくできなくて恥ずかしがった
り，かっこ悪いことを気にしたり，運動会やおゆうぎ会の前に体調を崩し
たりお休みしたりという体験に心当たりがあることでしょう．これらは，
周囲の大人たちが「運動ができることがかっこいいことで，ほめられるこ
とだ」という価値観をもっていることが影響しています．これらは日本だ
けでなく万国共通のことです．

　確かに運動のできる子は知的な能力が高い子が多いかもしれません．だ
からといって**運動の苦手な子が劣等感を抱く必要はありません**．協調運動

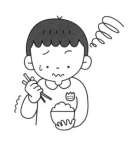

が苦手な子どもたちは，幼児期から運動能力の苦手さを自覚しています．運動の苦手さは心や行動の問題に発展することがわかっており，子どもの身近にいる周囲の大人のかかわりが重要になります．幼児はまだ発達の過程であり，**できることにも個人差があります**．

運動は競争や承認の手段ではないことを知っておきましょう．幼児は，体を使ってあらゆることを学んでいます．運動能力への自信が低下すると，好奇心や挑戦への道を失ってしまいます．運動の結果より，感覚や認知を育む経過を楽しむことが発達にとってはより重要です．

園での具体的なかかわり方としては，**体を使った遊びを増やし，子どもの感覚や身体の成長を促していくこと**です．感覚過敏があって活動に参加したがらないときは，その子の**好きな遊びや道具を通して，少しずつ苦手な感覚にチャレンジ**できるようにし，感覚を和らげる材料を使うなど工夫があるとよいでしょう．［運動］のイラスト説明（p.xvi-xvii）も参照ください．

気になる子どもに関しては，保護者の方と家庭での遊びや行動，休日の過ごし方などについて**情報交換を積極的に行い**，運動の**機会を増や**していくことを話し合ってみることをお勧めします．

〈基本的な対応〉
- ◉経験不足を解消しましょう．
- ◉体幹やバランスを整えましょう．
- ◉脱力とリラックスを学びましょう．
- ◉手先のトレーニングをトライしましょう．

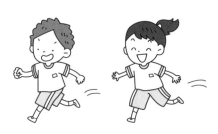

巡回相談に携わる方へ

話し方の4項目

2-1

CLASP－話し方

☑	1	初めの音やことばの一部を，何回か繰り返す （例：「ぼ・ぼ・ぼ・ぼくが」，「おか・おか・おかあさん」など）
☑	2	初めの音をひきのばす （例：「ぼ――くがね」）
☑	3	言いたいことがあるのに，最初のことばが出づらく，力を込めて話す （時に顔面をゆがめることもある）
☑	4	1 ～ 3 の話し方の様子が，変動はみられるが，1年以上継続している

 子どもの観察ポイント

① 観察場面

　吃音は，話す状況やお話の内容，時期，相手により出やすくなったり，全く出なかったりします．巡回相談のような短時間の限定されたかかわりのなかでは，会話自体をしてくれない子どももいるかと思われますので，園の保育関係者や保護者から日常生活における発話の情報を得ることが必要です．

　子どもが会話をしてくれる場合は，以下のような内容で発話を促し，吃音の症状が出るか否かの観察を行ってください．

❶名前
❷遊んでいる内容の説明（目の前にある事象の説明）
❸家での遊びや好きなテレビ，土日の出来事，物語の説明など，目の前にない話題に関する会話

② 吃音の中核症状と評価時の注意点

項目	吃音中核症状	観察シートの表現	評価時の注意点
1	繰り返し（連発）	初めの音やことばの一部を，何回か繰り返す（例：「ぼ・ぼ・ぼ・ぼくが」「おか・おか・おかあさん」など）	1回の繰り返しは，吃音でなくても起こります 単語の繰り返しも吃音でなくても起こります
2	ひきのばし（伸発）	初めの音をひきのばす（例：「ぼ ── くがね」）	語尾をのばすのは吃音とは考えません
3	阻止・ブロック（難発）	言いたいことがあるのに，最初のことばが出づらく，力を込めて話す	緊張して力が入って，なかなかことばが出てこない状態です．語想起（ことばを思い出すこと）に時間がかかってしまう状態をチェックされる場合があります．「考えている」場合や，言語発達の遅い子どもの場合，注意が必要です
	随伴症状	（時に顔面をゆがめることもある）	話そうとするときに発話に不必要な動き（緊張を伴い，力を込めて，もがくような動き）が加わることがあります．ほかには，手足を振り下ろす，呼吸を荒げて話す，身体をのけぞる，口を大きく開けるなどがあります

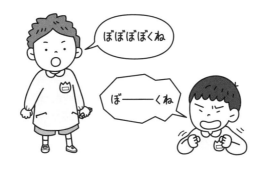

③ 症状からみる重症度

上記の症状のうち，「1 繰り返し（連発）」は，吃音が発症してすぐの時期に多くみられ，「2 ひきのばし（伸発）」そして「3 阻止・ブロック（難発）」の順に進んでいくとされています．「3 阻止・ブロック（難発）」が，症状としては重度です．また，発話に力が加わり，不必要な動き（随伴症状）が起こると，症状としては目立ち，重症度も増します．この随伴症状は「1」や「2」のときにも起こります．

発症してからの期間が短い場合には「1」が単独で起こることが比較的多いですが，発症から1年以上経過した年長児の場合，「1と2」「1と3」「2と3」「1と2と3」のように複数症状で起こる場合が多いです．「3」単独でチェックがついている場合には，前に述べたように「ことばの遅れ」などとの鑑別に気をつける必要があります．

④ 実際の CLASP のチェックからどのように判断するか

4 で吃音症状が1年以上継続している場合，以下のように判断してください．

また，1年以内の場合は，まだ変動する可能性があることを考慮しながら，以下の判断を参考にしてください．

(1) 1 2 3 の2つ以上に「しばしばある」「常にある」のチェックが付いている場合

吃音である可能性が高く，特に 3 がみられる場合は，幼児を扱う言語聴覚士などへの相談を保護者の方に早急に勧めてください．吃音に対する指導が必要な状態です．本人自身が話しづらさを感じていないか，周囲から指摘を受けていないかどうか，保育所・幼稚園などの対応を確認し，p.8 にあるような基本的な対応について助言し，指導を行ってください．

(2) 1 だけに「しばしばある」「常にある」のチェックが付いている場合

　吃音であると思われますが，症状がそれほど進展していない状態と思われます．発話量が多く，落ち着きがない場合などは，併存する問題がないかどうか見守ってあげてください．園や保護者に対して，前述の基本的な対応について助言し，2 や 3 の症状に進まないかどうか定期的に観察を継続してください．

(3) 3 だけに「しばしばある」「常にある」のチェックが付いている場合

　以前，1 や 2 の症状がなかったかどうかを園の先生方に確認してください．

　1 や 2 の症状が変化し 3 の症状になっている場合，または，3 の症状のなかの「随伴症状」がある場合には，言語聴覚士などへの相談を勧めてください．

　以前に 1 2 の症状が全くみられず，「随伴症状」もみられない場合には，「ことばを考えるのに時間がかかっている」可能性があります．言語発達を確認し，p.8 にあるような基本的な対応について助言し，経過観察を行ってください．

(4) 1 2 3 のいずれかが「時々ある」にチェックが付いている場合

吃音が以前みられたが，現段階では軽快した状態の可能性があります．再び，吃音が生じる可能性はありますので，基本的対応について助言し，頻度が増加してこないか，定期的に経過観察を行ってください．

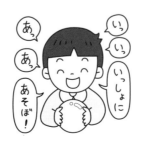

保護者向け問診・相談ポイント

　保育所・幼稚園での観察や園の先生方との面談だけでは情報が不十分な場合に，家族から情報を得ることが必要です．吃音は相手や状況，内容によって変化しますので，様々な場面の情報を得ることが大切となります．

　子どもに吃音がみられる場合，「育て方に問題があるのではないか」と周囲から保護者とくにお母さんが責められている場合，あるいは，自身の思いから，保護者が罪悪感を抱いている場合もあるので，発言に注意が必要です．ただし，家庭での対応を適切に行うことにより吃音の軽減を促すことができるので，助言も重要となります．

　保育所や幼稚園で吃音の症状がみられた場合に保護者に尋ねてみましょう．

　まずは，この時期の子どもの 10 〜 20 人に 1 人は話し方に特徴があり，それは育児方法が原因ではありません，ということを伝えたうえで，表 1 のような内容について尋ねます．

　保護者の情報により，家庭で CLASP と同様の吃音の症状（❶❷❸）があるかどうか，症状が起こってからの期間（❹），症状の変動性（❺❻）の確認ができます．家族歴（❼）がある場合には，より注意して経過を追う必要もあるでしょう．または，専門家へ早目につなぐ目安になります．後述の助言によっても，保護者の心配が継続する場合（❽）も専門家へつなぎましょう．

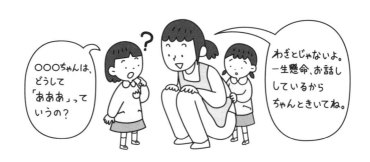

表1 吃音の症状がみられた場合の保護者への質問項目

❶お子さんが話すとき，「おおおおかあさん」のように繰り返すことがありますか？

❷お子さんが話すとき，「おーかあさん」のように言葉をのばすことがありますか？

❸お子さんが話そうとして，言いたいことはわかっているのに，なかなか出てこなくて，口を開けたまま止まってしまったり，勢いをつけて話そうとしたり，息が荒くなってしまったりすることはありますか？

＊具体的にどのような話し方をするのか真似してもらうのもよい.

❹そのような話し方には，いつ頃から気づかれましたか？

❺これまでにその話し方は変わりましたか？

❻どんなときに起きやすいですか？

❼ご家族のなかに，❶❷❸のような話し方の方はいらっしゃいますか？

❽お子さんの話し方を心配していますか？

③ かかわり方の助言集

　巡回相談に携わる方は，園の先生方や保護者（お母さん）に対して以下のような助言を行うことができます.

　繰り返しとなりますが，吃音は保護者の育て方が悪いために起こるものではありません．より楽な話し方を促しやすいかかわり方はたくさんありますので，まずは，ご家庭で，次のような対応を促してみましょう.

〈基本的な対応〉

　●話し方のアドバイスはしないでください．「ゆっくり言ってごらん」「深呼吸して」「落ち着いて」などは，子どもがかえって混乱してしまいます.

　●つっかえながらも，一生懸命話そうとしているときは，さえぎらずに，ゆったりと最後まで聞いていただき，最後に「〜だったね」と，話の内

容を繰り返したり，まとめて返してあげてください．子どもたちは伝わったうれしさと，お話することの楽しさを感じることができます．

●吃音がたくさん出ているときは，「どうして？」「どんなふうに？」などの難しい質問や難しい説明を求めることはさけましょう．吃音が出やすくなります．

●ご家族全員で，話す・聞くの順番を守りましょう．競争で話そうとすると，吃音が出やすくなります．

●本人から話しづらさの訴えがあったり，友だちに真似されたりなどの訴えがあった場合には，保護者の方は慌てることなく，話を聴いてあげましょう．「わざとではないので，あなたは悪くない」「教えてくれてありがとう」と伝えてあげましょう．「先生に伝えようね」や，「お友だちに言わないようにしてもらおう」など対応を一緒に考えてあげることで，子どもはとても安心できます．

●自信のもてる機会（得意なことをほめられる体験など）を多く作ってください．話し方だけにとらわれるのではなく，自己肯定感を育むことができ，吃音の軽減につながります．

　吃音症状の軽減がみられず，身体に力を入れて話そうとするようになってきた場合，本人から話しづらさの訴えがある場合などは，具体的に子どもの生活や特徴に合わせた方法を言語聴覚士などの専門家と一緒に考えていく必要があるかもしれません．子どもが苦しそうでなく，保護者が，落ち着いた対応をなさっているようであれば，もう少し様子をみても構いません．保護者のご心配がある場合には，専門家（言語聴覚士）へのご相談を考慮ください．

④ 吃音の相談先候補リスト

　幼児を扱う言語聴覚士のいる施設（病院，児童発達支援センター，保健センター，クリニックなど）が対応してくれます．各都道府県の言語聴覚士会で紹介してもらってください．

　また，小学校のことばの教室で幼児を扱っている施設や大学の教育学部でことばの相談に応じている相談室がある場合もあります．特別支援教育を専門とする教員がおもに担当します．

　以下のサイトにも様々な情報が載っていますので，ご確認ください．

- ●日本言語聴覚士協会のホームページ（https://www.japanslht.or.jp/）
- ●日本吃音・流暢性障害学会のホームページ（http://www.jssfd.org/）

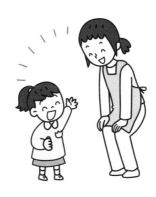

CLASP 2-2 くせの 5 項目

- ☑ 5 1年前から現在までに，顔面や頭部の繰り返す動きのくせ
  （例：まばたき，顔をしかめるなど）
- ☑ 6 1年前から現在までに，首，肩または胴体の繰り返す動きのくせ
  （例：首を振る，肩をすくめるなど）
- ☑ 7 1年前から現在までに，腕，手，脚または足の繰り返す動きのくせ
  （例：繰り返し何かを触る，飛び跳ねるなど）
- ☑ 8 1年前から現在までに，音の繰り返しのくせ
  （例：コンコン咳をする，咳払いなど）
- ☑ 9 1年前から現在までに，声の繰り返しのくせ
  （例：ハミングのようにフンフン言う，甲高い声など）

① 子どもの観察ポイント（表2）

　少なくとも，以下に示すような①典型的な（単純）運動チック，および②典型的な（単純）音声チックについては，巡回の際にできる限り評価しましょう．その際に，⑤変動性も確認します．

　p.10 のところで園の先生方に向けて説明したように，複雑運動チックと“習癖（しゅうへき）”は紛らわしくて，専門家でもどちらとも判断しがたいことがあります．複雑音声チックはいっそう評価が難しいとされます．これらに対応する③と④は，念のために観察するという位置づけとなっています．表2の使い方を説明します．

① 典型的な（単純）運動チックについて観察します 5 6
　顔面の素早い動きの繰り返しが最も典型的とされます．

表2 健診や園訪問におけるチックの観察記録

観察した園児の情報（氏名など）	
観察日	
観察者	
観察場面	

①典型的な（単純）運動チック	
チックの有無	(1) なし・(2) 疑い・(3) あり・(4) 情報不十分
(2) 疑いまたは (3) ありの場合の記載 （具体的に）	

②典型的な（単純）音声チック	
チックの有無	(1) なし・(2) 疑い・(3) あり・(4) 情報不十分
(2) 疑いまたは (3) ありの場合の記載 （具体的に）	

③複雑運動チックまたは"習癖"	
複雑運動チックまたは"習癖"の有無	(1) なし・(2) 疑い・(3) あり・(4) 情報不十分
(2) 疑いまたは (3) ありの場合の記載 （具体的に）	
(2) 疑いまたは (3) ありの場合の複雑運動チックの可能性	(1) なし・(2) いくらかあり・(3) きわめて高い・(4) 情報不十分

④その他	
記載（具体的に）	

巡回相談 くせ

2-2 くせの5項目 **33**

例 目をパチパチさせる，目をギューッとつぶる，白目をむく，頬をヒクッとさせる，鼻をヒクヒクさせる，口角を引く，口を曲げる，顔をクシャッとさせるなど

首，肩，腕の素早い動きの繰り返しもしばしばみられます．

例 首をぐっとそらす，首を左右または上下に振る，あごを突き出すように首をひねる，肩をすくめる，腕をピクッとさせるなど

ただし，それ以外の全身に起こり得るものなので，上記と同様の動きがないか注意します．

　→観察場面で，（1）チックを認めなかった（なし），（2）チックの疑いがあった（疑い），（3）チックを認めた（あり），（4）情報不十分（観察がほとんどできないなど）のいずれかをチェックします．

　→（2）疑いがあった，または（3）認めた場合には，具体的に記載します．

② 典型的な（単純）音声チックについて観察します（8 9）

　随意的な発声（ふざけてわざと声を出しているなど）や風邪などの身体疾患に伴うものでないかを確認します．会話に自然に混じると同時に音質が通常の話し声と異なって鋭かったりゆがんでいたりすると，チックの可能性が高いと考えます．音声チックには，この特徴があり，音量が大きくなくても気づかれやすいといえます．

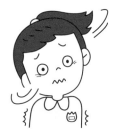
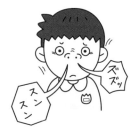

例 エヘンと咳払いをする，コンコンと咳をする，クンクン鼻を鳴らす，鼻をすする，息をフッと吐く，しゃっくりのような音を出す，フフンと鼻歌のような音を出す，「ア」とか「ウ」などの発声をするなど
→観察場面で，(1)チックを認めなかった(なし)，(2)チックの疑いがあった(疑い)，(3)チックを認めた(あり)，(4)情報不十分(観察がほとんどできないなど)のいずれかをチェックします．
→(2)疑いがあった，または(3)認めた場合には，具体的に記載します．

③ 複雑運動チックまたはチックにしばしば伴う"習癖"について観察します(7)

　複雑運動チックは，典型的な運動チックよりもややゆっくりで，わざと行っているようにみえることがあります．このような動きに典型的な運動チックを伴うと，複雑運動チックの可能性が高いと思われます．

　"習癖"を示す場合はチックをあわせもつ可能性もありますが，必ずしも"習癖"がすべてチックではない，ということも覚えておきましょう．

　このように複雑運動チックと"習癖"の区別は難しいので，全体を記載しておいて，さらに複雑運動チックの可能性の程度を記します．

例 顔のあちこちを動かす，自分の体の一部を触る，服の襟元を引っ張ったり噛んだりする，唾吐きを繰り返すなど
→観察場面で，(1)複雑運動チックまたは"習癖"を認めなかった(なし)，(2)複雑運動チックまたは"習癖"の疑いがあった(疑い)，(3)複雑運動チックまたは"習癖"を認めた(あり)，(4)情報不十分(観察がほとんどできないなど)のいずれかをチェックします．
→(2)疑いがあった，または(3)認めた場合には，具体的に記載します．
→同時に，(2)疑いがあった，または(3)認めた場合には，(1)複雑運動チックの可能性はなし，(2)複雑運動チックの可能性がいくらかあり，(3)複雑運動チックの可能性がきわめて高い，(4)情報不十分(観察がほとんどできないなど)のいずれかをチェックしておきましょう．

④ その他(複雑音声チックの疑いを含む)にチックと関連すると思われることを観察します

　5〜6歳の幼児では，単語や句や文のような複雑音声チックを有することは少ないです．また，周囲の注意をひこうとしたりしてわざと汚い言葉を使う子どももみられ，それは複雑音声チックとは異なります．ただし，複雑音声チックを疑わせる言葉や発語のゆがみ(たとえば話しはじめの音が裏返ったり，大きくなったりなど)が②典型的な音声チックに伴う場合には具体的に記載したほうがよいでしょう.

⑤ 変動性(場面による違いなど)の特徴からチックの可能性をみましょう

　チックはどのような活動をしているか，どのような場面かにより症状が変動することがしばしばあります.

> 例 人とまじめに話しているとき，集中して作業しているときなどに目立たないことがあります．一方，順番を待っていたり，退屈していたり緊張していたりするときに目立つことがあります．

❷ 保護者向け問診・相談ポイント(表3)

　保育所・幼稚園での観察や園の先生方との面談だけでは情報が不十分な場合に，家族から情報を得ることがよい場合があります．また，特段の助言をしなかったとしても丁寧に情報を聞くことによって，家族が悩みを受け止められたと感じて安心することもあるようです.

　たとえば，「この年齢のお子さんには一般に何らかの"くせ"があるので，少しおうかがいします.」などと話し始めて，以下の流れで聞き取っていくことが可能です.

　なお，家族がチックという表現を受け入れにくい場合もあること，CLASPでは"くせ"という表現を使っていることから，以下では"く

せ"として表記します．表3の使い方を説明します．

① 素早い動きの "くせ"

お子さんに素早い動きの "くせ" はありますか？　たとえば，目をパチパチするなどです

保護者がイメージしにくいような場合には，「1　子どもの観察のポイント」(p.34)で述べたような例をいくつかあげてみましょう．

> → 「なし」「("くせ" のようなものはあるが，あるともないとも)どちらともいえない」「あり」「(注意してみていたりしないので)わからない」のいずれかを記録します．
>
> → 「あり」と答えたら，具体的に述べてもらい，内容を記載しましょう．
>
> →動きの性状や変動性(場面での違い，時期によって種類や頻度や強さが変わること)を考慮して，チックの可能性を，(1)可能性はない，(2)可能性はいくらかある，(3)可能性はきわめて高い，(4)情報不十分，のいずれかにチェックを付けることもできます．

② 音や声の "くせ"

お子さんに音や声を出す "くせ" はありますか？　たとえば，風邪でもないのにエヘンと咳払いをするなどです

保護者がイメージしにくいよう場合には，「1　子どもの観察のポイント」(p.35)で述べたような例をいくつかあげてみましょう．

> → 「なし」「どちらともいえない」「あり」「わからない」のいずれかを記録します．
>
> → 「あり」と答えたら，具体的に述べてもらい，内容を記載しましょう．
>
> →音声の性状や変動性を考慮して，チックの可能性を，(1)可能性はない，(2)可能性はいくらかある，(3)可能性はきわめて高い，(4)情報不十分，のいずれかにチェックを付けることもできます．

表3 健診や園訪問におけるチックに関する問診記録

児の氏名	
問診日	
問診者	

①素早い動きの"くせ"	
動きの"くせ"の有無	(1) なし・(2) どちらともいえない・(3) あり・(4) わからない
(3) ありの場合の記載 （具体的に）	
(3) ありの場合の運動チックの 可能性	(1) なし・(2) いくらかあり・(3) きわめて高い・(4) 情報不十分
②音や声の"くせ"	
音声の"くせ"の有無	(1) なし・(2) どちらともいえない・(3) あり・(4) わからない
(3) ありの場合の記載 （具体的に）	
(3) ありの場合の音声チックの 可能性	(1) なし・(2) いくらかあり・(3) きわめて高い・(4) 情報不十分
③その他の"くせ"	
その他の"くせ"の有無	(1) なし・(2) どちらともいえない・(3) あり・(4) わからない
(3) ありの場合の記載 （具体的に）	
(3) ありの場合のチックの 可能性	(1) なし・(2) いくらかあり・(3) きわめて高い・(4) 情報不十分
④"くせ"の持続期間	
記載（時期なども具体的に）	
⑤"くせ"について現在困っているか	
困ることの有無	(1) なし・(2) どちらともいえない・(3) あり・(4) わからない
(3) ありの場合の記載 （具体的に）	
⑥"くせ"について心配か	
心配の有無	(1) なし・(2) どちらともいえない・(3) あり・(4) わからない
(3) ありの場合の記載 （具体的に）	

38　巡回相談に携わる方へ

③ その他の "くせ"

今までお聞きしたほかに，お子さんに動きや音声を繰り返す "くせ" はありますか？

> → 「なし」「どちらともいえない」「あり」「わからない」のいずれかを記録します．
> → 「あり」と答えたら，具体的に述べてもらって，内容を記載しましょう．
> → それらの性状や変動性に加えて，典型的なチックを伴うかも考慮して，チック(複雑運動チックおよび複雑音声チック)の可能性を，(1)可能性はない，(2)可能性はいくらかある，(3)可能性はきわめて高い，(4)情報不十分，のいずれかにチェックを付けることもできます．

④ "くせ" の持続時間

お子さんの "くせ" は始まってからどれくらいの期間続いていますか？

"くせ" があるとされた場合に，その持続期間やそれに伴う支障を尋ねて，生活に及ぼす影響への示唆を得ることができます．

〔1 年以上持続している場合は，持続性(慢性)となります．運動会など特定の出来事のときのみに限られている場合には，そのことについても記録しておくとよいでしょう．〕

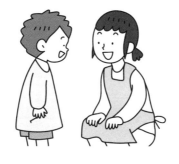

⑤ "くせ" について現在困っているか

お子さんの "くせ" について現在困っていることはありますか？

> → 「なし」「どちらともいえない」「あり」「わからない」のいずれかを記
>   録します.
> → 「あり」と答えたら, 具体的に述べてもらって, 内容を記載しましょう.

⑥ "くせ" について心配か

お子さんの "くせ" について心配していることはありますか？

"くせ" に関するニーズを検討するにあたって,（現在は困っていないか
もしれませんが, 将来を含めて)心配があるかについても, このように尋
ねることができます.

> → 「なし」「どちらともいえない」「あり」「わからない」のいずれかを記
>   録します.
> → 「あり」と答えたら, 具体的に述べてもらって, 内容を記載しましょう.

③ かかわり方の助言集

巡回相談に携わる方は以下のような助言を, 園の先生方や保護者(お母
さん)に対して行うことが可能だと思います.

① 典型的なチックが出現した場合

4 〜 6 歳(年少〜年長, または 3 歳児クラス〜 5 歳児クラス)で, チッ
クが最も出現しやすいとされます. そのなかでも「まばたき」が最も一般
的です. すばやく目をパチパチさせることに加えて, 片目ずつまたは両目
をギュッと強くつぶることなどもみられます. 鼻をヒクヒクさせる, 口を
ゆがめる, 頬をひきつらせるなど, 目以外の顔の動きを伴うこともあるで
しょう. 運動会や遠足などの行事に先立って出現して, 行事が終わると収
まることもしばしば経験されます.

また，チックは場面によって現れ方が異なったりして，人によって気にする程度が違うこともあります．家族が心配していても，保育所・幼稚園ではあまり認められないとか，その逆の場合もありえます．頻度が多かったり長く続いたりすると本人も気にすることがありますが，意外と本人が気にしていないことも見受けられます．

〈基本的な対応〉

●チックについて周りが気にしすぎて本人の緊張が上がるとかえってよくないので，この時期にはチックが高率に起こりやすいことを園の先生方や保護者に伝えて，本人がのびのびと過ごせるように心がけることが重要です．同時に，本人の生活が不規則になったり疲れがたまっていたり不安になったりすることがないかも確認しましょう．これらはチックの原因ではありませんが，チックを悪化させる可能性がありますので，配慮が必要です．

●さらに，どういう場面においてチックが起こりやすいかを観察することも重要です．たとえば，みんなの前で発表をする前に緊張してチックが増えるとしたら，リラックスして取り組めるような工夫をすることも考えられます．一時的にチックが増えても発表をやりきって本人が自信をもつこともあるので，一律に負担軽減はしないでよいと思います．むしろ本人のペースに合わせつつ課題に取り組むようにして，がんばってやり切れたという実感・達成感をもてるようにしたいものです．

●数日〜数週間程度の短期間にチックが出現して消失するということを，間を置いて繰り返しても，ほかにとくに気がかりな行動がなければ，急いで医療的な対応をする必要はありません．気がかりであれば，「まずかかりつけの小児科医に相談してみたらどうでしょうか」と助言することをお勧めします．なお，目のチックのなかでも横目をするとか白目を向くという症状があると，精神的な悩みがあるのではないか，てんかん発作があるのではないかとご家族が案じることがあります．チックに経験のある医師であれば診断は比較的容易なので，家族が心配するのであれ

ば，「大丈夫だと思うけれども，念のために受診してもよいのでは」と伝えることもできます．

② チックやチック様の行動が移り変わりながら持続する場合

①で述べた典型的なチックに加えて，爪を噛む，かさぶたやささくれなどをいじって時にははがしたりする，髪の毛をクルクル回す，服のあちこちを引っ張ったり噛んだりする，さらには，周りのいろいろなものを触るなどの行動がみられることがあります．典型的なチックと一緒にまたは相前後してこれらの行動が現れていると，家族はそれも含めてチックとよんでいることがあります．チックとこれらの行動〔狭義の“習癖（しゅうへき）”といえます〕が移り変わりつつ，しばらく持続することがあります．

チックは前述したように顔面が最も多いのですが，首をそらしたり振ったりする，肩をすくめる，腕をひねったり突き出したりするなど，より体の広い部分に認めることもあります．体幹を震わせる，ジャンプをする，膝をガクッと曲げる，お尻を突き出すようにするなど，体幹や下肢，さらには全身に広がるチックもありますが，幼児期にそれほど広い範囲でみられることは少ないようです．

また，風邪ではないのに咳払いや鼻鳴らしなどが続いている，「フ」とか「ハ」と息を吐く，しゃっくりのような音を出すなどが続いて，音声チックが疑われることがあります．

家族は，これらの症状を一括してチックであるとまとめているときもあれば，そうでないときもあります．いずれにしろ，ほかの子どもとは少し

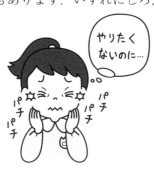

違うな，と気がかりに思っていることが多いのです．この場合でも本人は
チックにあまり気づいていないこともありますが，家族が気にしてかまっ
たり叱ったりするので，それに伴って気にするようになっている子どもも
います．

　チックやチック様の行動が続くと，神経質そうであったり落ち着きがな
いようにみえたりするので，家族以外の人からも指摘されることがあり，
本人はやや居心地が悪く感じることがあるかもしれません．

〈基本的な対応〉

- ◉基本的な対応は①の典型的なチックの場合と変わりませんが，本人や家
  族が不安になったり自信をなくしていたりする可能性があるので，それ
  を支えることをより意識しましょう．著しい不器用を伴っていなくても
  身の回りのことが上手にできずに叱られやすいこともあり得るので，根
  気よく取り組みを促すことも大切です．
- ◉体を動かすことが好きな子どもであれば，十分に運動をして発散をする
  とともに，自分の体をある程度はコントロールできたという実感をもた
  せたいものです．ただし，運動が苦手であったり，チックのために以前
  ほどうまくできないのを気にしたりする子どももいるので，あくまでも
  本人の好きなことやりたいことを軸に考えます．
- ◉チックやチック様の行動のために本人が疲れやすい様子がある場合には
  本人や家族とも相談して負担を軽減することも考えられます．しかし，
  特別扱いされたと感じて本人が自信をなくさないように気をつけたいも
  のです．

③ チックとともに気がかりな行動を認める場合

　「チックがはじまる前から，言葉の発達がややゆっくりである」「自分の
決めたことを変更するのに抵抗する」「寝つきが悪かったり寝相が悪かっ
たりする」「怖いもの知らずのようでいて暗いところを怖がったり，時に
母にしがみついて離れなかったりする」など，様々な行動に気づかれてい

るお子さんもいます．また，チックが出現してから，気がかりな行動が新たに出現したり強まったりすること場合もあります．

　家族はチックとそれらを全く別のものと考えていることもありますが，時には多くをチックと関係づけて，チックさえよくなったら様々な問題がすっかり解決するのではないかと考えている場合も見受けられます．その場合，たとえば，ASD，ADHD，SLD，発達性協調運動症，限局性恐怖症，強迫症，さらには，遺尿症（いわゆる夜尿症を含みます），ノンレム睡眠からの覚醒障害・睡眠時驚愕症（きょうがくしょう）型（いわゆる夜驚症：やきょうしょうです）などの診断基準を満たすほどではありませんが，それらのうちのいくつかの症状を少しずつもちあわせる子どももみられます．それらの症状はチックではないものの，チックにしばしば伴いやすい特徴といえるでしょう．

〈基本的な対応〉

◉まずは，どのような行動がみられるか，さらに，それがいつからどんな場面でみられるかの情報を園の先生，保護者の方など色々な方から集めて，子どもの全体像を把握することが重要です．そして，どこに働きかけると本人が楽になるかを考えましょう．たとえばチック以外の行動にかかわっていくことが優先される場合もあると思われます．その際には，チックは本人の状態の目安として機能することも考えられます．

◉家族がチックにとらわれすぎている場合には，このように本人全体をとらえることが重要です．また，たとえば，神経質で扱いにくい子どもとみえるのは，繊細で感受性が豊かな子どもということと表裏一体であるかもしれないというように，本人の特徴のよい点を見出すことを積極的に行っていくことが大切です．

チックの相談先候補リスト

① 軽症なチック

　医療機関としては，かかりつけの小児科医にまず相談するとよいと思います．ほかの疾患の心配がないことを確認して，チックへの基本的な対応を家族に伝えてもらったら十分なことが多いと思われます．

　より専門的な意見を求める場合も，かかりつけの小児科医から専門医へ相談してもらうことが考えられます．あるいは，発達障害や心身症に詳しい小児科医（日本小児神経学会が認定する小児神経専門医を含む），児童精神科医を受診することも考えられます．

② 重症なチック

　NPO 法人日本トゥレット協会から情報を得ることができます．

　協会のホームページからトゥレット症候群が診察できる医療機関の情報を得ることもできるようになっています．（http://tourette-japan.org/ 医療機関 /）

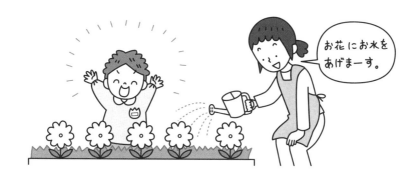

CLASP 2-3 読み書きの5項目

CLASP－読み書き

☑ 10 　文字を読むことに関心がない
　　　　（例：絵本の絵をみるだけで，文字を読もうとしなかったり，何と書いてあるか尋ねない）

☑ 11 　単語の発音を正確に言えないことがある
　　　　（例：「いす⇒いしゅ」という幼稚な発音ではなく，「エレベーター⇒エベレーター」「クリスマス⇒クスリマス，クスリスマス」のように，音の順番の変化，音の数の増減など）

☑ 12 　自分の名前や，ことばを言いながら，一音一歩ずつ移動する，あるいはコマを動かす遊びができない
　　　　（例："お名前ケンケン"の遊びなど）

☑ 13 　歌の歌詞を覚えることに苦労する
　　　　（歌詞を理解する / しないにかかわらず）

☑ 14 　文字や文字らしきものを書きたがらない，書くことに関心がない

 ## 子どもの観察ポイント

　就学前は，読み書きの学習は義務づけられていないため，保育所や幼稚園などでは読み書きの問題については注意が向けられていないことがしばしば見受けられます（なお，保育所保育指針や幼稚園教育要領では共通して，文字への興味関心を高めることが示されています）．しかし，就学前の段階で，読みや書きの素地が十分に整っていないと，就学後すぐに困難さが表面化することがわかってきました．そのために，就学前に，読み書き学習の素地にかかわる部分の問題を見極めることが大事です．巡回相談などでは，そうした部分を観察することで，早めにリスクを発見し，支援や対応につなげることができます．ここでは，将来の読み書きに強く影響

するものとして，以下の4つの素地について，観察ポイントを紹介します．

① 文字への興味・関心があるかどうかの観察

　幼児期初期(2～3歳)では絵や写真を指差して「これ何？」と保護者や先生に聞く行動がみられます．幼児期中期以降(4歳～)になると，その対象が，数字，そして文字へ移行します．また，本や紙芝居をもって，先生役をして，読んでいるふりをしている姿もよくみられます．これらはエマージェント・リテラシー(emergent literacy)とよばれる文字習得の前段階にみられる姿で，文字への関心が芽生え，文字の機能を理解しはじめたことを示すものです．文字は視覚刺激ですが，絵とは異なる機能があり，音を表すということがわかりはじめています．

　しかし，将来的に読み書きに困難さをもつ子どもは，この時期に，文字への関心がない / きわめて薄い，文字と音の関係への気づきがない / 弱いことが知られています．運動や絵・工作などには意欲的に取り組むのに，文字に触れる活動に対しては回避行動が多くなります．絵本の文字を読もうとせず，「これ，なんて読むの？」と聞くこともなく，「あ，"たろう"の "た" と "たいこ" の "た" は一緒だ」などの気づきもきわめて少ないのです．幼児期後期(5～6歳)に，こうした姿が観察されるかどうかに注意してください．

　通常，幼児期後期になると，'書く' 側面では，文字や文字らしきものを連ねて「お手紙を書いているの」とお手紙ごっこをしたり，絵に自分の名前を書きそえることが増えてきます．子どもたちは，それら(文字)は，音を表し，絵とは異なる機能をもつことを知っているようです．したがって，この時期に，数字や文字(らしきもの)を書こうとしない場合は要注意です．就学前は，鏡文字であったり，不正確なものも多いのですが，形の正確さは問題ではありません．書くこと自体に興味関心がない，書くことを避けようとすることがあるかどうかを見極めてください．それは，文字

や数字の機能が理解できておらず，将来の読み書きの困難につながるサインと考えられるからです．

② ことば（単語）の音（オン）への気づきがあるかの観察

　文字の学習は，文字（視覚情報）と音（聴覚情報）の結びつきを学習することです．平仮名は一文字が一音に対応しています（きゃ，しゃ，ちょなどの拗音や助詞などは例外です）．文字習得の初期では，文字（平仮名の場合）で語を書くときは，ことばの一音に一文字を当てはめます．単語を読むときは，一文字ずつ読んで音に換え，全部の音をまとめて語として理解します．ですから，ことばを一音ずつ分解できること，ことばの音への気づきは，読み書き学習の基盤と考えられています．

　ことばの音（単語の構成音）への気づきとは，耳で聞いたことば（単語）がいくつの音からできているか，どんな音がどんな順で並んでいるのかがわかり，一つ一つの音を取り出すなど音を操作できる力のことです．この力が弱いと，将来的に読み書きの困難につながりやすいことがわかってきました．

　こうしたことばの音への気づきの弱さや問題は，日常会話では，なかなかみつけにくいものです．園の生活のなかでは，自分の名前を言いながら一音一歩進む"お名前ケンケン"などの言葉遊びや手遊びの場面で観察することができます．"階段じゃんけん"の遊びでは，ことばを一音ずつに分解して，一音に一動作（手や足）を対応させます（じゃんけんでチョキを出して勝った場合は，「チョ，コ，レ，エ，ト」と一音ずつ言いながら，一歩ずつ進む）．

　類似のものに，自分の名前やモノの名称を言いながら，一音に一個ずつおはじきを並べる遊びがあります．これらの遊びには，ことば（単語）の音を分解する力（つまり「あきら」は3つに，「かさ」は2つに分ける力のことです）が求められます．その力が未熟であると，単語を分解できず，「あきら」と言って一歩しか動かないといったことが生じます．

こうしたことは，昔ながらの手遊びや石けりなどの遊びに取り入れられているのですが，最近の子どもたちはあまりそのような遊びをしないようです．園で遊びを工夫して，やっていただければと思います．

③ ことば（単語）の音の形（イメージ）が正しく保てているかの観察

②ともかかわりますが，将来的に読みや書きに困難さを示す子どもたちは，ことば（単語）の個々の音への気づきの弱さに加え，ことばの音の全体の形（イメージ）を正確に覚え，それを頭のなかで正しく保つことが苦手な場合があります．この苦手さの有無を判断するには，単語の言い誤りがあるかどうか，どんな誤り方をするかが手がかりになります．

具体的には，①単語の音の順序が入れ替わる誤り（例：'エレベーター'を'エベレーター'，'とうもろこし'を'とうころもし'，'クリスマス'を'クスリマス'というなど），②音の数が増え／減って，語の全体の形が変わる誤り（例：'クリスマス'を'クリスクマス'，'かたたたき'を'かたたき'というなど）があると，要注意です．このような音の誤りは，幼児期早期（2～3歳）には多くみられます．その時期は，ことば（単語）の音への気づきが未熟で，さらに，聞いたことを覚えておく力（聴覚的短期記憶）も未熟です．音のイメージを頭のなかで正確に保ち続けることができず，ことばを聞いてから自分で言おうとする（再生する）までの間に，イメージの混乱が起きるからだと考えられています．

幼児期後期（5～6歳）になると，通常，このような誤りはなくなるか，ごく少なくなります．年長児で，色々な語で発音の誤りが頻繁にみられる

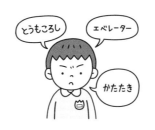

ようなら，就学後，文字の読みの習得につまずきが生じる可能性が高いと考えられます（なお，この項目で着目している言い誤りには，「いしゅ（椅子）」「ちゃかな，たかな，しゃかな（魚）」などの幼稚な発音は含まれません．これらの誤りはチェック対象にはなりません）．

④ ことば（単語）の音を覚えることが難しいか・時間がかかるかの観察

　文字学習，すなわち視覚情報（文字）と聴覚情報（音）の対応学習にとっては，音そのものを覚える能力も重要です．この力の弱さは，友だちや先生の名前を覚えない，先生の複数の指示のいくつかを聞き落とす，園での出来事を「こうやって，こうして」などジェスチャーを用いて表現して，ことばでうまく説明ができない，などの姿として観察されることがあります．

　もう一つのよい観察のポイントは，歌詞を覚えられるか否か，覚えるのにかなり時間がかかるかどうかということです．幼児期は，先生や友人が歌うのを耳で聴いて覚えます．歌詞に含まれる難しい語彙や時には英語でさえ，耳で聞いたまま，意味もわからず，覚えて再生できることもあります．
　メロディは知っていて，なんとなく声は出しているが，歌詞の音列になっていない，歌詞を全然覚えられない，あるいは，覚えることにとても時間がかかるなどの様子がみられたら，注意が必要です．こうした様子は，正確にことばの音を覚えることが苦手であることを示しています．頭のなかに音のイメージをとどめることができなければ，1音ずつのイメージをもつことは難しく，文字と音との結びつきの学習の困難，読み書きの困難につながると考えられます．
　なお，まれですが，読み書きの素地が豊かであり，読み書きに問題が生じることはないと思われる子どもが，4つの観察ポイントについてチェックされることがあります．チェックの有無だけで読み書きのリスクを判断せず，ほかの情報も集めるよう留意してください．将来的に読むことや書くことに困難さが生じる可能性の高い子どもの場合は，要注意とされる症

状が，しばしば(ほぼ毎日)，家や園など場所を問わずに観察されます.

　巡回相談の際には，単に，チェックされた／されないだけでなく，問題の状態がどれぐらいの頻度で，どのような場面でみられるのかを合わせて観察し，情報収集することが必要です．なお，全体の発達がゆっくりな子どもの場合も4つの観察ポイントの多くがチェックされることがあり得ます．日頃の指示理解や会話の様子，集団のなかでの動きの様子などから，知的発達についても観察してほしいものです.

② 保護者向け問診・相談ポイント

　保育所や幼稚園によっては，活動の方針などで，文字の読み書きに関する情報が十分に得られない場合があります．そのような場合には，保護者，とくにお母さんからの情報が支援や対策のうえで有用な場合があります．ご家族とのお話のなかで，読みや書きに関するアドバイスや家庭でできるかかわりをお伝えすることもできます.

　以下は，前述の観察ポイントについて，CLASP のチェック項目と対応した問診例です．問診の順序や細かい表現などは，その時々の状況に合わせて柔軟に変更してください.

① 文字への興味・関心の有無

あなたのお子さんには字を読もうとしたり，書こうとしたりする様子がない／少ないと思われますか？ 10 14

保護者の方が質問の内容をイメージしにくいようなら，「1 子どもの観

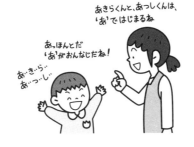

察ポイント ①文字への興味・関心があるかどうかの観察」（p.47）の例を
いくつかあげてみましょう．

- 本や紙芝居をもって，読んでいるふりをして語るような姿がみられない／ほとんどみられない．
- 絵本の文字を読もうとしない．
- 絵本や駅の表示などの文字を指さして「これ，なんて読むの？」と聞くことがない／ほとんどない．
- 絵本の文字をみて「あ，"たろう"の"た"と"たいこ"の"た"と一緒だ」などと気づくことがない／ほとんどない．
- 文字や文字らしきものを連ねてお手紙を書こうとしない．
- 自分の名前を書こうとしない（文字の形の正確さは問わない）．

　上記に「はい」の答えの場合には，以下の事柄を追加して聞いてみましょう．

◎場所と程度を特定しましょう．

○<u>場所について</u>：「園ではいかがですか」「お家ではいかがですか」「外に遊びにいった場合はどうですか」などと聞いて，複数の場面でみられるかを確認します．

○<u>程度について</u>：「自分の名前はどうですか」「よくみている本などではどうですか」などと聞いて，一番身近にあってよく接しているモノに関する文字の興味を尋ねます．

＊上記の追加質問の際に，「絵」をみて，その名前が言えるか，モノの機能がわかるか，カテゴリーがわかるか，などを聞くと，知的な問題の有無の判断に役立ちます．

【評価】　いいえ・[はい]

　　　　　　　　→以下を特定

場所：家庭のみ・複数環境	
程度：文字のみ・文字と絵	

参考（知的問題の有無）：モノの理解，絵の理解，カテゴリー理解など

---

② ことばの音の形（イメージ）が正しく保てているか

保護者の方が質問をイメージしにくい場合には，「1 子どもの観察ポイント ③ことば（単語）の音の形（イメージ）が正しく保てているかの観察」（p.49）の例をいくつかあげてみましょう．

● 単語の音の順序が入れ替わる誤りはありますか．（例：'エレベーター' ⇒ 'エベレーター'，'とうもろこし' ⇒ 'とうもころし'，'クリスマス' ⇒ 'クスリマス'）

● 音の数が増える / 減る誤りはありますか．（例：'クリスマス' ⇒ 'クリクスマス'，'かたたたき' ⇒ 'かたたき'）

● 注意：「いしゅ，いちゅ（椅子）」「ちゃかな，たかな，しゃかな（魚）」などの幼稚な発音は含まれません．

上記に「はい」の答えの場合には，頻度，持続と変動について，以下の事柄を追加して聞いてみましょう．

○ 頻度について：誤りについて具体的に尋ねましょう．たとえば「どんな言葉をどのように言い間違えますか？」と尋ね，誤りは限られた 1 〜 2 語のみでみられるのか，それとも様々な語でみられるのかを確認します．

○ 持続の様子について：言い誤りがどのくらい持続しているのか，あるいは，最近みられるようになったのかを確認します．たとえば「いつ頃からそうした言い誤りがみられましたか」「初めて気づかれたのはいつですか」と尋ねることで，言い誤りが，最近になってみられるようになったのか，それとも，以前から持続していたものなのかがわかります．

○ 変動について：言い誤りが持続している場合，変動（増加 / 減少 / 変化なし）がみられるのかを尋ねます．「気づき始めたころと比べると現在の誤りは増えましたか，減りましたか，変わりませんか？」などと尋ねます．

【評価】　いいえ・[はい]

→以下を特定

頻度：2 語程度・数語以上	
持続：最近・長期間	
変動：増・減・不変	

---

③ ことば（単語）の音（オン）への気づき

あなたのお子さんはことばを一音ずつ言いながら一歩進む／両手を一回
叩く／コマを一マス動かすことが難しいですか？　12

保護者の方が質問をイメージしにくい場合には，「1　子どもの観察ポイント　②ことば（単語）の音（オン）への気づきがあるかの観察」（p.48）の例をいくつかあげてみましょう．

- ● "お名前ケンケン" の遊び，すごろくなどで，自分の名前を言いながら一音一歩進む／両手で一打する／コマを一マス動かす／おはじきを置く，など，音と動作を対応させることができない／苦手．
- ●しりとり遊びで，5 回以上続けることができない．

上記に「はい」の答えの場合には，音への気づきがどの程度まで形成されているか，以下の追加質問で確認しましょう．

◎ことばの音への気づきがどの程度できているかを特定しましょう．特定は分解（ぶんかい）・抽出（ちゅうしゅつ）・操作（そうさ）の 3 段階で聞いてみましょう．分解，抽出，操作の順で難易度が高くなります．

○分解：たとえば，「"り，ん，ご" と言いながら，一音一回ずつ，3 回手を叩くことができますか？」などと聞いてみます．それでもわかりにくいようなら，実演してみましょう．

○抽出：たとえば「しりとりのときに，次は，どの音から始まることばを探すのかわかりますか？」などと聞いてみます．単語の最後の音がわからないということは，その音を単語から抽出できないことを示します．

○操作：たとえば，「"たこ" と聞いて，それを逆さまから言うこと（逆唱）を求めたときに，答えられますか？」などと聞いてみます．問題の例には，'たこ'，'いす' など二つの音からなる語を用いるとよいです．

【評価】　いいえ・はい

→以下を特定

分解：	可・	不可
抽出：	可・	不可
操作：	可・	不可

あなたのお子さんは歌詞やお友だちの名前を覚えにくいですか？ [13]

保護者の方が質問をイメージしにくい場合には，「1 子どもの観察ポイント ④ことば(単語)の音を覚えることが難しいか・時間がかかるかの観察」(p.50)の例をいくつかあげてみましょう.

●友だちや先生の名前をなかなか覚えない.
●先生の複数の指示のいくつかを聞き落とすことが多い.
●園での出来事を「こうやって，こうして」などジェスチャーを用いて説明して，ことばでの説明がつたない.
●歌の歌詞を覚えにくい.
●歌の歌詞を覚えるのに時間がかかる.

上記に「はい」の答えの場合には，どの程度覚えにくいのか，以下の追加質問で確認しましょう.
◎程度を特定しましょう：程度の特定のためには，どんなものが覚えにくいのかが手がかりとなります.
○一番やさしいレベル：「身の回りにあるモノ」や「身体部位の名前」について聞いてみます．たとえば，「鼻や口など身体の部分の名前を覚えることに時間がかかりましたか」「よく使う道具の名前を言わず，はさみを指でチョキチョキ動かしたり，クレヨンをかく動作で示すようなことがありますか」などと尋ねます.
○二番目にやさしいレベル：一つのカテゴリー内のモノの名前について聞いてみます．たとえば，「電車や車，アニメのキャラクターなどの名前はよく覚えますか？」あるいは「花の名前(チューリップやバラなど)をいくつか言えますか？」「色の名前をいくつか言えますか？」などと尋ねます.
○三番目にやさしいレベル：長い音が連なった「歌詞」を覚えられるか聞いてみましょう．また，「お友だちのお名前を3人言えますか？」などと聞いてみます.

【評価】　いいえ ・ はい

→以下を特定

| 身の回りにあるモノや身体名称：可・不可 |
| カテゴリー内のモノの名称：可・不可 |
| 歌詞：可・不可 |

　各ポイントの追加質問で，場所，程度などを確認することによって，問題の重さがわかります．

③ かかわり方の助言集

　巡回相談に携わる方は以下のような助言を，園の先生方や保護者（お母さん）に対して行うことができると思います．

　これまでも述べてきましたように，読み書き障害のリスク検出にあたっては，就学前には，読み書きの力そのものを評価するのではなく，その素地が整っているかどうかを見極めることが肝要です．素地成分の大きな部分は，ことば（語）の音への気づき，音のイメージの正確さや記憶する力など，ことばの音に関する様々な能力です．こうした力は，外側から観察しにくいものです．

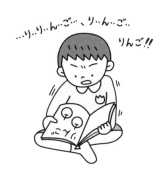

① 事例紹介

事例を 2 人紹介します.

いずれも CLASP の結果をもとに，どのような情報を集めて，リスクの有無を判断するかということに焦点を当てています.

A 読み書き障害の可能性があるケース

事例 男児，6 歳 4 か月.

幼稚園の先生が記入された CLASP の結果は，

[10] **文字を読むことに関心がない**→「常にある」

[11] **単語の発音を正確に言えないことがある**→「全くない」

[12] **自分の名前や，ことばを言いながら，一音一歩ずつ移動する，あるいはコマを動かす遊びができない**→「常にある」

[13] **歌の歌詞を覚えることに苦労する**→「全くない」

[14] **文字や文字らしきものを書きたがらない，書くことに関心がない**→「常にある」

で，[10] [12] [14] の 3 項目でチェックされました.

文字の読み書きへの関心が低く，ことばの音への気づきが低いということです.

【A くんの園での様子（観察と担任の先生からの聞き取り）】

CLASP の結果をふまえて様子を観察し，担任の先生から園生活での様子をうかがいました.

A くんは外遊びが好きで，元気な男の子です．外を走り回って，友だちと○○ライダーごっこをしていました．リーダー的な存在で，ごっこ遊びの場面設定や筋を考えて，友だちに役割を振るのだそうです．想像力の豊かさがうかがわれます．役をめぐって，ちょっとしたけんかが起こったとき，A くんがそれぞれの言い分を聞いて，「こうしたらどう？」と解決策を提案していました．外遊びの後は，指先を器用に使って，チラシを細く丸めて剣を作っていました．こうした工作も大好きで，空き箱や段ボールを合わせて，飛行機や恐竜を作るとのことです．それらは，一部が動くように工夫されていて，発想の豊かさ，構成する力の高さが感じられます.

先生が本を読み始めると，Aくんは一番前でじっと聞いていました．終わると，「面白かったね」「どうして，〜になっちゃったのかな」などと先生に話しかけていました．これらの発言から聞いた内容が理解できていることがわかりました．先生は，本好きにみえるAくんが自分から本を読もうとしないことをとても不思議に感じていました．壁に貼られた子どもたちの絵には，名前が書かれたものが多かったのですが，Aくんの上手な絵には，名前はありませんでした．先生によると，子どもたちは，特に，園で文字を教えたことはないのに，自分からすすんで名前を書こうとするが，Aくんは全く書こうとしないとのことでした．

〈園の先生への追加の質問から〉

　CLASPの各項目について，追加質問で，問題の程度，頻度など，より詳しい情報を得ました．

[10]と[14]：文字への関心のなさは家庭でも同様とのこと．母親は，Aくんをしっかりした子であると思っています．文字のことについては，今は，外遊びに夢中で，文字に関心がないが，学校で習うようになったら，学べるだろうと，とくに心配していないとのことです．Aくんは，絵の名称，カテゴリー名，モノの用途など知識は豊富で，絵本に描かれている情景もよく理解できるとのことでした．

[12]：追加質問の折に，先生から，Aくんのことばの音への気づきの弱さが推測されるエピソードを聞きました．ある日，一人の園児が「ヘビよりミミズのほうが長いよね」と言って，皆が「うそー」と驚いたのをみて，「だって，‘ヘ，ビ’は，二つ，‘ミ，ミ，ズ’は，三つでしょ」と手を叩いて説明したのだそうです．すると，皆は「あー，そういうこと」と納得したのに，Aくんはどうしても理解できず，「ヘビより長いミミズなんていない」と譲らなかったとのこと．また，Aくんは，しりとりにはほとんど参加せず，参加するときは，友だちから，「‘○’のつくのを考えるんだよ」と助けてもらうことが多いとのことでした．

[13]：Aくんについて，歌を覚えることが苦手と感じたことはなく，実際，Aくんは，よくテレビ番組の主題歌などを友だちと大きな声で歌っているようでした．友だちや先生の名前が覚えにくいということはないとのことでした．

【見立て】

以上の情報から，Aくんは，知的発達に関しては，問題はなく，なかなか利発な子どもだと思われます．しかし，文字の習得の素地には未熟さが認められ，ことば（単語）の一音ずつへの気づきがなく／弱く，ことば（単語）を一音ずつに区切ることはとても難しいようです．

Aくんのことばの音を扱う能力は，物事に対する理解力，ことばの理解力，モノを構成して作る能力など比べると，大きく落ち込んでいると思われます．こうした素地の状況では，就学後，読み書きの困難が生じる可能性（読み書きのSLD）が高いと推測されます．

助言

上記のような見立てのもと，園でできる支援について以下のように助言しました．

Aくんに対して，園で，今できる支援は，文字習得の素地を豊かにし，文字への関心を育てるかかわりです．

Aくんは，ことば（単語）（音のまとまり）を聞いて，意味を理解する力はあるのですが，音のまとまりのなかの，音の数や順序などへの気づきが育っていません．ことばの音への気づきを育てる遊びについては具体的な活動例（p.15-18）を参照してください．

また，生活場面で自然に文字へ注目させるように，Aくんのもち物についている名前の文字と同じ文字を，他児の名札から探す'文字探し遊び'を提案しました．絵本の読み聞かせが好きなAくんに，個別での読み聞かせを行い，同じ文字を探したり（たとえば，『ぐりとぐら』の本のなかから'ぐ'をみつけるなど），何回も繰り返される短いフレーズの文字列を示して，読み方を予測させる（たとえば，『おおきなかぶ』の「うんとこしょ，どっこいしょ」など）など，活動についてお話ししました．

事例 男児, 5歳11か月.

先生が記入された CLASP の結果は,

[10] **文字を読むことに関心がない**→「しばしばある」

[11] **単語の発音を正確に言えないことがある**→「全くない」

[12] **自分の名前や, ことばを言いながら, 一音一歩ずつ移動する, あるいはコマを動かす遊びができない**→「時々ある」

[13] **歌の歌詞を覚えることに苦労する**→「しばしばある」

[14] **文字や文字らしきものを書きたがらない, 書くことに関心がない**→「しばしばある」

という結果で, [10], [13]と[14]の3項目でチェックされ, 将来, 読み書きの困難が生じる可能性が高いと思われました. 文字の読み書きへの関心が低く, ことばの音を覚えることの苦手さがうかがわれました.

【Bくんの園での様子(観察と担任の先生からの聞き取り)】

CLASP の結果をふまえて様子を観察し, 担任の先生から園生活での様子をうかがいました.

Bくんはいつもニコニコして, お友だちのなかにいました. ○○ライダーごっこをしている男の子仲間のなかで, Bくんは自分から「○○の役をやりたい」と主張することはなく, 嫌な役割を振られても不満を言うこともありませんでした. 遊びでは, 他児が「○○ビーム攻撃だ!」などというと, 皆よりやや遅れ気味ながら, 真似して, 一緒に園庭を走り回っていました. 時々,「Bくんは, こっちに来ちゃダメだよ. Bくんは僕の敵なんだから, Cくんと一緒にいるんだよ」と注意を受けていました.

皆がごっこ遊びに飽きて, チラシで剣作りを始めると, Bくんはそのそばで, 様子をみていて, しばらくしてから, チラシを丸めはじめました. しかし, なかなか, うまく丸めることができませんでした.

先生が本を読んでいるときは, その場を離れて, 部屋の隅で寝転がっていました. 友だちの真似をして本をめくりますが, 絵や文字をみることはなく, ページをパラパラして, 楽しんでいるようでした.

〈園の先生への追加の質問から〉

CLASP の各項目について，追加質問で，問題の程度，頻度など，より詳しい情報を得ました．

10 と 14：文字への関心のなさは家でもみられ，母親は，そのことをとても心配されているとのことでした．絵の名前については，よく知っているもの(果物では，バナナとリンゴなど．乗り物では，車，電車，飛行機など)は答えるが，名前を言えないものが多いとのことでした．

11 と 13：ことばの言い誤りはほとんどみられないとのことでした．合唱のときは，わかるところだけ(多くは語尾をのばすところ)声を大きくして歌っているとのことでした．B くんは，他の男児が知っている'タンクローリー'や'ブルドーザー'などの名称を，'くるま'，'はたらく くるま'と表現するとのことで，言えることば(表出語彙)が少ないと推測されました．

12：園の先生は，B くんが「イチ，ニイ，サン，ヨン……」と言いながら，あるいは，「コブタ，タヌキ，キツネ，ネコ」と歌いながら，手を叩いている姿をみていたので，一音一歩の動きが，全くできないとは思われなかったようでした．

【見立て】

B くんの読み書き習得の素地には，明らかに弱さが認められます．就学後，すぐに，読み書きの困難さが明らかになると思われます．先に紹介した A くんも読み書きの問題が生じることが予想されましたが，A くんは全般的な知的な力には問題がなく，素地であることば(単語)の音への気づきの面だけに落ち込みが認められたお子さんでした．一方，B くんには読み書き習得の素地の弱さの問題もありますが，発達全般がゆっくりで，知的な問題が疑われます．言語面では，読み書きだけでなく，話す・聞くことも実年齢より未熟であると思われます．

助言

上記のような見立てのもと，園でできる支援については以下のように助言しました．

読み書きの素地に弱さがあるので，ことばの音への気づきを育てる

遊びを試みてもよいでしょう．しかし，それらの遊びは，頭のなかにある程度の量のことば（音のイメージ）が蓄積されている場合（すなわち，ある程度の語彙力がある場合）には有効ですが，語彙が乏しい場合には，遊び自体の理解が難しく，逆効果になり，音遊び，ことば遊びへの拒否感を強めることにもなります．したがって，まず，Ｂくんのことばの力の程度を見極めることが必要だと思います．全般的な知的な問題に伴う言語発達の遅れがあるのかどうかについて，専門機関へのご相談をお勧めします．

　全般的な知的な問題が疑われ，読み書きの素地を豊かにする活動での反応があまりみられない場合は，物事や事柄の理解全般を広げること，理解できることば，言えることばを増やすようなかかわりが必要となります．生活のなかで，以下のようなことばかけをこころがけていただくとよいと思います．

●子どもの行動を「ことば」で表現する
例 チラシで剣作りをしているＢくんに，「紙をくるくるって丸めます」「はしっこをもちます．はしっこをテープで止めます」など
●子どもの気持ちを推測して表現する
例 チラシの剣作りで，うまくテープが貼れずに困っているときに，「'先生，手伝って'ね」とか「'先生，ここもってて'ね」など，子どもの気持ちを代弁する．
●子どもが大人の行動に注目しているときに，大人の行動や気持ちをことばで表現する
例 先生が園庭の花壇の水やりをしているとき，「お花にお水をあげまーす」など．先生が花壇の花を見ているとき，「葉っぱが大きくなって，びっくり」など
●子どものことばを広げて（ことばを少し足して）応答する
例 先生「Ｂくん，なにしてるの？」，Ｂくん「剣．」，先生「Ｂくんは剣を作ってるのね．Ｂくんはかっこいい剣を作ってるのね」
●子どもがわかるように，短く説明する

　知的な問題がある場合も CLASP の読み書きの項目でチェックされてしまいます．ここにあげた事例のように，一人ひとりの子どもの行動をよ

く観察して，理解の程度を確認し，より適切な対応を考えてください．

④ 読み書き障害の相談先候補リスト

　子どもを扱う言語聴覚士・心理職のいる施設(病院，児童発達支援センター，保健福祉センター，クリニックなど)にご相談ください．

　以下のサイトにも様々な情報が載っていますので，ご確認ください．

- ●日本ディスレクシア協会のホームページ(http://jdyslexia.com/)
- ●日本 LD 学会のホームページ(http://www.jald.or.jp/)
- ●日本小児神経学会のホームページ(https://www.childneuro.jp/)

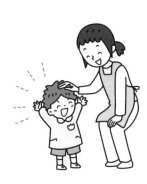

CLASP 2-4 運動の5項目

CLASP－運動

☑	15	他の子と比べて，走り方がぎこちない，あるいは不自然である （例：膝がのびきっていたり，手足が連動せずにばらばらになるなど）
☑	16	遊具やブロック遊びなど，身体を使う遊びで，うまく身体を動かしたり，スムーズに遊びを進めたりできない （例：ジャングルジムや縄跳び，鉄棒，平均台を使った遊びなど）
☑	17	絵などを描くときに，何を描くかは思いついているのに描く動作（手の動きなど）がスムーズでなく，時間がかかる （描くものを考えていたり，わからなくて時間がかかる場合は除く）
☑	18	お絵かきや塗り絵のときに，何を描いたか大人に伝わらない （独創的なという意味ではなく，"ぐちゃぐちゃ"で伝わりづらい）
☑	19	長い時間座るときに，疲れやすく，姿勢が崩れたり，椅子からずり落ちたりする （体幹が弱く，身体がぐにゃぐにゃとなるなど．ただし，集中が続かず，離席する場合などは除く）

子どもの観察ポイント

　運動の5項目は，2,923名の年長児の調査から運動が苦手な子どもたちの特徴を抽出したもので，年長児の協調運動能力のバランスよく評価できる項目になっています．この5項目のうち一つでも該当し，かつ知的な遅れがない場合，85％は診断に該当する可能性があります．運動能力は客観的に評価できるため，事実確認が容易です．実際に観察し，自分で評価を行い，確認しましょう．

　幼児の運動能力は，①粗大運動（走る，跳ぶなど体を大きく動かす運動），②微細運動（鉛筆やハサミの使用など，手先を器用に動かす運動），③協応運動（たとえば目と手などの二つの器官や機能が連動する動作）の3

点で評価します.

① 粗大運動

15 他の子と比べて，走り方がぎこちない，あるいは不自然である

　これは，走る能力を観察する項目です．たとえば，膝がのびきっている，手足が連動せずにばらばらになる，かけ足が極端に遅い，まっすぐ走れない，両腕が同じように振れないなどが該当します．

16 遊具やブロック遊びなど，身体を使う遊びで，うまく身体を動かしたり，スムーズに遊びを進めたりできない

　これは，運動をなしとげる能力を観察する項目です．たとえば，ジャングルジムや縄跳び，鉄棒，平均台を使った遊び，三輪車，自転車，フラフープなどが同年代の子に比べて極端に上手にできないことが該当します．

② 微細運動

17 絵などを描くときに，何を描くかは思いついているのに描く動作（手の動きなど）がスムーズでなく，時間がかかる

　これは，作業を速やかに終える能力を観察する項目です．たとえば，字を書いたり，絵を描いたりするときに，作業に取り掛かってから完成させるのに時間がかかることが該当します．ただし，描くものを考えていたり，わからなくて時間がかかる場合は除きます．

18 お絵かきや塗り絵のときに，何を描いたか大人に伝わらない

　これは，作業を正確に行える能力を観察する項目です．たとえば，独創的なという意味ではなく"ぐちゃぐちゃ"で伝わりづらい，人の顔を描いたときに目・鼻・口が判別できない，何を描いているかわからない，などが該当します．

③ 協応運動

19 長い時間座るときに，疲れやすく，姿勢が崩れたり，椅子からず

り落ちたりする

これは，姿勢を保持する能力を観察する項目です．たとえば，体幹が弱く，身体がぐにゃぐにゃとなる，いつも何かによりかかる癖がある，すぐ横になりたがる，などが該当します．

これらの5項目の1つ以上に「しばしばある(時々より多い)」または「常にある(毎日ある)」のチェックが付く子どもは，明らかに運動が苦手であり，そのうえ，知的な遅れが目立たない場合は，発達性協調運動症の可能性があります．ただし，集中が続かず，離席する場合などは除きます．

保護者向け問診・相談ポイント

園での観察や園の先生との面談だけでは情報が不十分な場合に，家族から情報を得ることがよい場合があります．発達性協調運動症のお子さんは，ハイハイや歩き始めが遅いこと，身支度などの身辺自立が遅れていることが家庭でよく観察できるため，子どもの運動の苦手さに保護者が気づいていることがほとんどです．なかには保護者自身が運動を苦手とするために，子どもの外遊びの機会が少なくなるなど，保護者の生活習慣が子どもの運動の経験不足に関係していることもあります．子どもにとって運動がどのような意味をもつか，保護者が正しい知識を得ることで，子どもにとってよい運動環境を整えるきっかけになり，運動能力がのびるケースもあります．

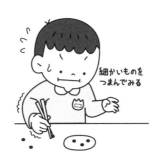

たとえば，「この年齢の子どもは運動能力の発達に個人差があり，運動が苦手で不器用なお子さんがおられます．少しお話をうかがいます」など話のきっかけを作りましょう．前述の5項目に加え，小さい頃からのこと，日常生活のこと，すでに指摘されている障害や病気のことなどを聞くと，これまで取り組んできた内容を知ることができ，保護者の困りごとがより明確になってアドバイスしやすくなります．以下に問診例をいくつか示します．

① 発達歴：胎生期・周産期・発達段階・家庭環境・運動経験・社会性など

> 例 「○○ちゃんはお母さんのおなかの中にいるときや生まれたときに何かお医者さんから異常を指摘されたことはありますか？」
> →ある場合は詳しく聞き，記録しましょう．低出生体重児など，運動の発達に影響を与える因子があります．
>
> 例 「首のすわりやお座り，寝返り，ハイハイ，歩き始めは順調でしたか？」
> →異常がある場合は詳しく聞き，記録しましょう．1歳6か月を過ぎても歩かないのは運動発達が明らかに遅れています．
>
> 例 「ことばの遅れや発音のしにくさはありますか？」
> →ある場合は詳しく聞き，記録しましょう．運動が苦手な子どもで言葉の発達や発音の問題がみつかる場合があります．
>
> 例 「ダンスや鬼ごっこなど体を動かす遊びは好きですか？　家では普段保護者の方とどんな遊びをしていますか？」
> →好きな遊び，苦手な遊び，家庭での運動習慣について詳しく聞き，記録しましょう．苦手な運動の回避やメディアと長時間接するなど発達に影響とする行動がみつかる場合があります．
>
> 例 「みんなと遊ぶのは好きですか？　おゆうぎ会などに積極的に参加できますか？」
> →一人遊び，活動の回避がある場合は状況を詳しく聞き，記録しましょう．自閉症など社会性の発達の問題が併存している場合があります．

> 例 「体を動かすのは得意だけど，じっとしたり，静かにすることが難しいことはありますか？」
>
> →ある場合，状況を詳しく聞き，記録しましょう．ADHD が併存している場合があります．

② 生活への影響：日常生活の困難さの有無

> 例 「食事や着替え，入浴などの日常生活はどのくらい自立できていますか？」
>
> →援助が必要か，ほぼ自立かを詳しく聞きましょう．協調運動の苦手なお子さんは動作がゆっくりなことが多く日常生活に時間がかかります．保護者の方が気づいていることが多いです．
>
> 例 「おはしの使い方，鉛筆の使い方で気になることはありますか？」
>
> →ある場合は詳しく聞き，記録しましょう．微細運動が苦手なお子さんは書字の苦手さに発展する場合があります．

③ 教育歴：保育所・幼稚園の在籍期間

> 例 「園にはいつから通っていますか？」
>
> →入園して間もない場合は，環境に慣れていないこと，集団活動の経験が少ないことが考えられます．

④ 個人の要因：過去および現在の介入 / 支援・家族構成・社会的支援など

> 例 「これまでリハビリや運動の療育，体操教室など利用したことはありますか？　ご家族やお子さんにかかわる方で運動を一緒に行える方はいますか？」
>
> →ある場合は，時期，内容，支援状況などについて詳しく聞き，記録しましょう．日常でお子さんの運動の機会を増やすきっかけになる場合があります．

⑤ 家族歴：発達障害や遺伝疾患の有無

> 例 「血縁のご家族に，どなたか発達障害や遺伝する病気の診断のある方
> はいらっしゃいますか？」
> →ある場合は詳しく聞き，記録しましょう．家族に障害や病気がある
> 　場合は似ている行動がみられる場合があります．

⑥ 既往歴：事故・病気・神経学的，心理学的問題の有無

> 例 「これまでに大きな事故や病気，目や耳など神経の異常や，大きなス
> トレスなど心の問題を指摘されたことはありますか？」
> →ある場合は詳しく聞き，記録しましょう．不安や恐怖などで運動を
> 　避ける場合や，感覚過敏が著しいときは専門家に相談したほうがよ
> 　い場合があります．

③ かかわり方の助言集

　巡回相談に携わる方は，園の先生方や保護者（お母さん）に対して以下の
ような助言を行うことができます．

① 一般的な助言

　運動能力は小脳の発達が加速する年長児で大きく成長するため，園内の
活動でも体を使う遊びや競技が増えてきます．運動は肥満の防止にもなる
ので，健康によいことですが，運動の苦手な子どもたちは活動の機会をゆ
ううつに感じることがあります．なぜなら，うまくできなくて恥ずかしい
気持ちになったり，かっこ悪いことが気になったり，運動会やおゆうぎ会
の前に体調を崩しやすくなったりお休みしたくなったりするからです．周
囲の大人たちの多くは無意識に「運動ができることがかっこいいことで，
ほめられることだ」という価値観をもっており，このことが運動の苦手な
子どもたちのゆううつの種になるわけです．これらは日本だけでなく万国
共通のことです．確かに運動のできる子は知的な能力が高い子が多いかも

しれません．だからといって運動の苦手な子が劣等感を抱く必要はありません．

　協調運動が苦手な子どもたちは，幼児期から運動能力の苦手さを自覚しています．運動の苦手さは心と行動の問題に発展することがわかっており，子どもの身近にいる周囲の大人のかかわりが重要になります．幼児はまだ発達の過程であり，できることにも個人差があります．運動は競争や承認の手段ではないことを認識しましょう．幼児は，体を使ってあらゆることを学んでいます．運動能力への自信が低下すると，好奇心や挑戦への道を失ってしまいます．運動の結果より，感覚や認知を育む経過を楽しむことが発達にとってはより重要です．

　具体的なかかわり方としては，体を使った遊びを増やし，子どもの感覚や身体の成長を促していくことです．感覚過敏があって活動に参加したがらないときは，その子の好きな遊びや道具を通して，少しずつ苦手な感覚にチャレンジできるようにし，感覚を和らげる材料を使うなど工夫があるとよいでしょう．気になる子どもに関しては，保護者の方と家庭での遊びや行動，休日の過ごし方などについて情報交換を行い，運動の機会を増やしていくことを話し合ってみましょう．

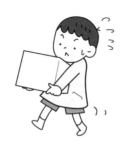

② 典型的な 3 事例およびその助言

　以下に，典型的な 3 事例を紹介し，それぞれに対する助言を示します．

A　粗大運動が苦手なケース

事例

　5 歳の A くんは，走るのが苦手で，走り方がぎこちなくみえます．性格はおとなしく，日常生活は全般的にスローペースです．運動会やおゆうぎ会になると「今日は行きたくない」と言うことがあり，お母さんが心配しています．

助言

　運動発達には個人差もありますし，経験の差もあります．苦手な運動を人前でみせるには勇気がいります．運動の面の介入では個別の場や周りの子どもと並行して同じ活動ができる場を用意し，A くんがほかの子どもの目を気にしないで運動できることに留意し，運動発達を促すことが必要です．

　運動の指導では，運動をみて覚えるだけでなく，全身の感覚（手足を取って動かしたり，音で合図をつけてあげたりなど）を使うことも有効です．また，どのように身体を動かせばいいのかを具体的に言葉や絵，文字などで提示し，数字で順番を明瞭にします．それをスモールステップで指導します（一つの単純な動きからはじめ，A くんがそれを楽にできるようになったら二つ目の動きを教えます）．

　運動をわかりやすく教えるためには，言語と視覚の要素に分けることも有効です（言葉なしで運動をやってみせる，または動きなしでその運動を説明するなど）．A くんがそれを習得したら，言語と運動の指示を合体させましょう．また，具体的な運動遊びでは，ペットボトルに水を入れてシャカシャカふったり（万歩計でも数字が出てよい），平均台やトランポリン遊びをしたりなど，身体を固定したり，バランスを取るような運動を行ったりすることがよいでしょう．

　ここで重要なのは，走ることや踊るのが苦手なことはもちろんですが，「今日は行きたくない」と運動会やおゆうぎ会への参加を拒否していることです．一見，駄々をこねているようにもみえて，先生や保

護者は「がんばって参加しましょうね」と促したいところではあると思います．しかし，このAくんの発言の裏側には"自分は走ることや踊ることが苦手で人前で格好悪い思いをしたくない"という思いがあり，それを「行きたくない」という言葉で表現しているのが垣間みえます．

発達性協調運動症の問題として大きいのは運動が苦手なことよりも自尊感情（自分を大切に思える気持ち）が育たなくなってしまうことです．このような思いがあるなかで無理をして周りの子どもと同じ内容で参加することはありません．まずはAくんからどのような内容なら参加できるかを提案してみましょう．かけっこのゴールテープをもつ係でもよいですし，演劇の道具を運ぶ係でもよいです．Aくんがほかの子どもと比べて劣等感を抱かないように同じ場に参加し，何かの役割を果たすことが大切になります．

Ｂ　微細運動が苦手なケース

事例

5歳のBちゃんは，手先が不器用で，鉛筆も箸も握りもちで使用します．筆圧が調節できず，一生懸命描くのですが，何を描いているのかわかりません．本人も字や絵を描くことに苦手意識をもっており，お母さんが練習させようと思ってもやりたがりません．小学校に入る前に字を書けるようになるか，お母さんは心配しています．

助言

鉛筆や箸のもち方には個性があり，一度学習したもち方を修正することは子どもにとって非常に大きな努力を要します．文字を書くこと，文字の習得，鉛筆や箸を使っていて疲れるなどの問題がなければ，無理に修正する必要はありません．無理に修正しようとすると，子どもも書くことや箸を使うことを嫌がるようになることがあります．

鉛筆や箸を上手に使うためには，文字や絵の形をみて学ぶほか，鉛筆や箸から指へ伝わる感覚から使い方を覚えることが大切です．目をつぶっても紙に文字を書けるのは鉛筆から伝わる感覚を学習しているからです．鉛筆から手に入る感覚を適切に受け取ることができ，弱い

力でも鉛筆が正しいもち方で安定するように，三角鉛筆や太い鉛筆など子どもに合った筆記具を準備します．鉛筆ホルダーなどを利用してもよいかもしれません．小指と薬指の間にスーパーボールなどをもたせてもち方が安定するのもよいでしょう．ホワイトボードマーカーなどは，もち手が太く力を入れなくてもよいため，力が弱い子どもにも利用できます．子どもに合った筆記具を用意したら，紙から筆記具の動きを感じやすいように滑り止めマットを紙の下に敷いてもよいかもしれません．お箸の使用も同じような考え方です．

　鉛筆や箸に手指（親指，人差し指，中指）に力が入りにくいのには，手や身体の安定性が低いことが考えられます．指先の力が弱いと，鉛筆を安定させるために握りもちになったり，指の根元で力強く握りこんだりすることもあります．また，体幹の力が弱いと身体を支えるために机の上にもたれかかった姿勢になります．姿勢が安定しないと肩や手などに力を入れることは難しく，このような状態で文字を書くと筆圧が薄くなったり，疲れやすくなったりすることがあります．このようなときには，子どもが座った姿勢で床に足がつく，机や椅子の高さを机に肘がつくように調整してあげてください．

C 協応運動（姿勢の保持）が苦手なケース

事例

　6歳のCくんは1,800gで生まれた低出生体重児です．小さい頃から運動の発達が遅く，ハイハイを普通にできず，一人歩きができたのは2歳になってからでした．知能の問題はありませんが，動きが多く落ち着きがないようにみえます．立ち歩きはありませんが，座っていても姿勢の崩れが目立ちます．園の活動ではボール投げがうまくできず，眼科に行って軽い斜視がみつかりました．お母さんはCくんが小学校に行って，みんなと同じように活動ができるか心配しています．

助言

　座っていても身体が動くなどの落ち着きのなさは覚醒の調整ができていない可能性があります．覚醒度が上がりすぎている場合，色々な

刺激に反応してしまい座ることが難しくなりますし，逆に下がりすぎた場合，座った姿勢を保つことが難しくなります．また，一定の覚醒状態を維持しようと感覚刺激を体に加えようと身体を動かしていることもあります．そういうときは，休憩時間にしっかりとからだを動かし，集団行動の合間にストレッチをいれたり，何か身体を動かす役割を入れたりするのがよいでしょう．

　小さく生まれた子どもは，体幹の筋緊張が弱いために，身体が重力に負けてしまい，一定の姿勢で保持することが難しいことがあります．特に運動発達の遅かった子どもは運動経験も乏しく，身体の力が弱くて，粗大運動や微細運動が苦手なことも多いようです．姿勢は本来無意識で調整されるので，姿勢に注意を向けることで，かえってほかの話に注意が向かなくなってしまいます．姿勢が悪くても，話をよく聞いているのであれば注意しないほうがよいこともあります．

　身体の力の弱い子どもには粗大運動の助言と同様ですが，ペットボトルに水を入れてシャカシャカふったり（万歩計でも数字が出てよい），平均台やトランポリン遊びをしたりなど，身体を固定したり，バランスを取るような運動を行ったりすることがよいでしょう．

　また，視覚は運動発達の基礎となる感覚です．赤ちゃんはみる，触る，聞くなどの感覚刺激をもとに様々な運動を獲得していきます．やがてものを触っただけでものの姿を想像し，外見をみただけで触覚や道具使ったときの感覚を想像できるようになります．友だちや保育者の行動を真似して上手に色々なことを行うようになるのも，これらの感覚が適切に身体に入力されるためなのです．

　ボール投げがぎこちないのも，みることの苦手さが運動を実施したときに身体がどんな動きをするのかをイメージすることをＣくんが苦手にしているとも考えられます．物をみることの練習やみたものの感覚や使用感，運動したときの身体の感覚をことばで表現してあげることでイメージが進みやすくなります．会話をしながら運動することでみる機能を向上させて，みたものとほかの感覚との一致度を高めていくことができるでしょう．

④ 発達性協調運動症の相談先候補リスト

① 医療機関

　発達性協調運動症の診断ができる専門医療機関は全国的に少ないです．運動の症状は客観的でわかりやすいのが特徴ですので，相談で得られた情報などをまずはかかりつけ医に相談してみるのがよいでしょう．精密検査が必要な場合は，専門医のいる病院を紹介してもらいましょう．

② 障害児通所支援機関

　事業所によっては理学療法士（PT）や作業療法士（OT）が療育プログラムやリハビリテーションを行っているところもあります．療育内容を問い合わせてみるとよいでしょう．地域によっては放課後デイサービスでは運動支援プログラムを主体に行うところもあります．お近くの発達障害者支援センターや市町村の相談窓口にお問い合わせください．

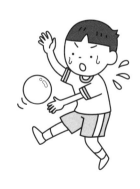

索　引

●欧文索引

吃音？チック？読み書き障害？不器用？の子どもたちへ
保育所・幼稚園・巡回相談で役立つ"気づきと手立て"のヒント集

2020 年 7 月 31 日　初版第 1 刷発行

ISBN978-4-7878-2470-7

編　　　集	稲垣真澄	
発 行 者	藤実彰一	
発 行 所	株式会社　診断と治療社	
	〒 100-0014　東京都千代田区永田町 2-14-2　山王グランドビル4 階	
	TEL：03-3580-2750（編集）　03-3580-2770（営業）	
	FAX：03-3580-2776	
	E-mail：hen@shindan.co.jp（編集）	
	eigyobu@shindan.co.jp（営業）	
	URL：http://www.shindan.co.jp/	
表紙デザイン	松永えりか（フェニックス）	
本文イラスト	松永えりか（フェニックス）	
印刷・製本	広研印刷株式会社